Lynda AOUDIA

Imagiologia das artropatias microcristalinas

Lynda AOUDIA

Imagiologia das artropatias microcristalinas

ScienciaScripts

Imprint

Any brand names and product names mentioned in this book are subject to trademark, brand or patent protection and are trademarks or registered trademarks of their respective holders. The use of brand names, product names, common names, trade names, product descriptions etc. even without a particular marking in this work is in no way to be construed to mean that such names may be regarded as unrestricted in respect of trademark and brand protection legislation and could thus be used by anyone.

Cover image: www.ingimage.com

This book is a translation from the original published under ISBN 978-620-6-70947-3.

Publisher:
Sciencia Scripts
is a trademark of
Dodo Books Indian Ocean Ltd. and OmniScriptum S.R.L publishing group

120 High Road, East Finchley, London, N2 9ED, United Kingdom
Str. Armeneasca 28/1, office 1, Chisinau MD-2012, Republic of Moldova, Europe
Printed at: see last page
ISBN: 978-620-8-08777-7

Prefácio

Existem três tipos principais de artropatia microcristalina: a gota, a condrocalcinose e o reumatismo apático. Estas patologias requerem frequentemente uma investigação suplementar por imagiologia. Qualquer radiologista pode ser confrontado com a tarefa de interpretar uma radiografia normal, uma ecografia, uma tomografia computorizada ou uma ressonância magnética para fins de diagnóstico, acompanhamento ou pesquisa de complicações. Estas artropatias microcristalinas requerem um diagnóstico rápido, a fim de orientar um tratamento terapêutico eficaz e melhorar o prognóstico funcional do doente.

O objetivo deste livro é fornecer uma semiologia radiológica das artropatias microcristalinas para um diagnóstico precoce e, consequentemente, um tratamento rápido.

Professora Lynda AOUDIA

Índice

Introdução

As artropatias microcristalinas são secundárias a depósitos de cristais intra-articulares que podem desencadear uma reação inflamatória aguda intensa ou conduzir a um reumatismo crónico. Existem três tipos principais:

- a queda por precipitação de cristais de urato de sódio;
- condrocalcinose devido à precipitação de cristais de pirofosfato de cálcio;
- Reumatismo apático devido à deposição de hidroxiapatite de cálcio.

Nos últimos anos, registaram-se progressos consideráveis na fisiopatologia e no tratamento destas doenças.

A imagiologia desempenha um papel fundamental no diagnóstico destas artropatias, bem como na sua evolução, sendo essencial saber reconhecê-las para evitar atrasos no diagnóstico.

Gota 5

A gota é uma artropatia microcristalina, a expressão osteoarticular da hiperuricemia, secundária à precipitação de cristais de urato de sódio nas articulações por produção excessiva e/ou eliminação defeituosa de ácido úrico [1-6]. Caracteriza-se por episódios frequentes de artrite aguda que afectam uma ou mais articulações. Após vários anos, e na ausência de tratamento adequado, desenvolve-se a gota tofácea crónica.

A gota é, na maioria das vezes, idiopática, geralmente resultante de uma anomalia genética causadora de um erro metabólico, ou iatrogénica, em particular o uso de diuréticos tiazídicos, que deve ser sistematicamente investigado [7]. Afecta principalmente homens na quinta década de vida, com uma proporção de 20 homens para uma mulher. Nas mulheres, a gota apresenta-se na pós-menopausa, com uma topografia muitas vezes menos caraterística e que frequentemente poupa os pés. No entanto, a gota pode ocorrer em qualquer idade [8].

1. Imagiologia

A imagiologia desempenha um papel importante no tratamento da gota. A radiografia padrão continua a ser um exame de rotina e de primeira linha. Foram feitos progressos significativos com a ecografia osteoarticular e a tomografia computadorizada de dupla energia, introduzindo os critérios de classificação da gota ACR/EULAR 2015 (Colégio Americano de Reumatologia/Liga Europeia contra o Reumatismo) para uma melhor gestão da gota [9].

1.1. Radiografia padrão

A radiografia normalizada é o exame de primeira linha para excluir os diagnósticos diferenciais de um ataque de gota e de artropatia urinária crónica [10].

Os sinais radiológicos da gota variam consoante a fase da doença.

1.1.1. Gota aguda

O exame radiológico é frequentemente normal [11]. Por vezes, pode ser encontrado edema periarticular inespecífico ou derrame intra-articular.

1.1.2. Gota crónica

Os sinais radiográficos podem ser retardados em 10 a 15 anos após o início da doença [12]. Caracteriza-se por doença poliarticular assimétrica, com predileção pelos membros inferiores [13-18]. As imagens radiológicas caraterísticas da gota crónica correspondem à presença de um ou mais dos seguintes elementos [19] :

- **tofos subcutâneos**: são massas de tamanho variável, excêntricas, distribuídas assimetricamente (fig. 1), densas e por vezes calcificadas (figs. 2, 3, 4), nalguns casos deformando as pontas dos dedos das mãos ou dos pés (fig. 5);

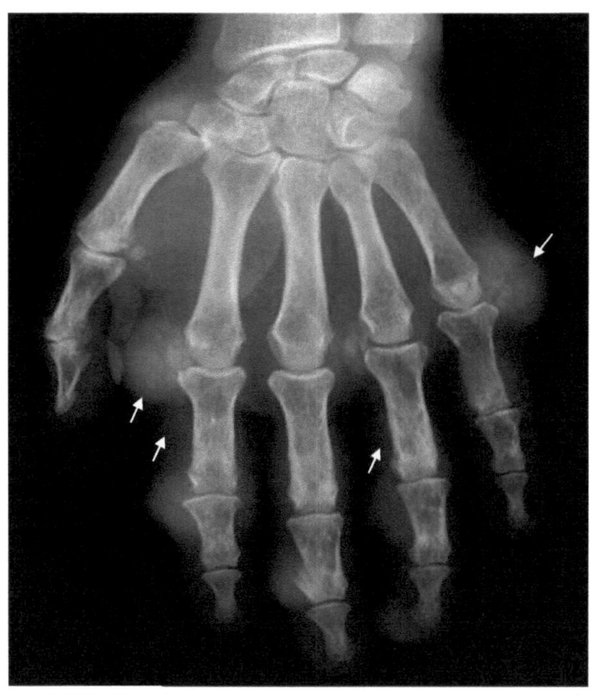

Fig. 1 - Gota. Radiografia normal da mão. Múltiplos tofos densos e excêntricos (setas).

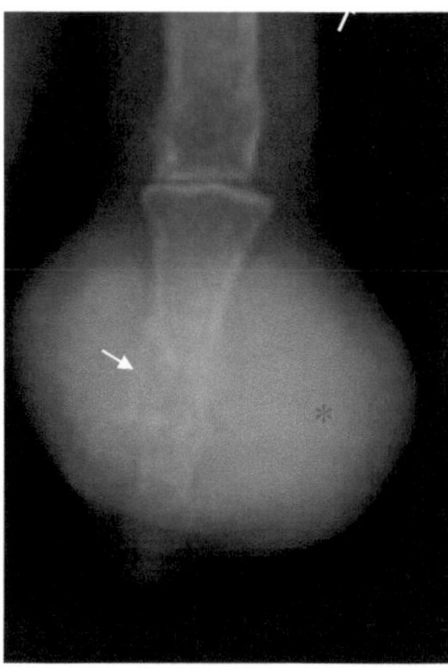

Fig. 2 Gota. Radiografia padrão. Múltiplos tofos densos e excêntricos (asterisco) associados a erosões (setas).

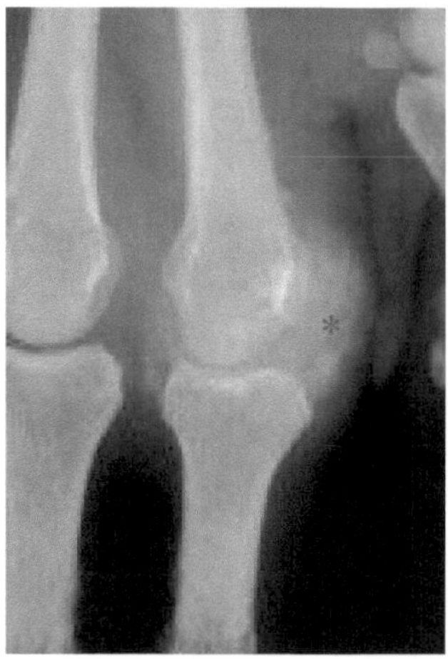

Fig. 3 Gota. Radiografia padrão. Tifo calcificado (asterisco) [20].

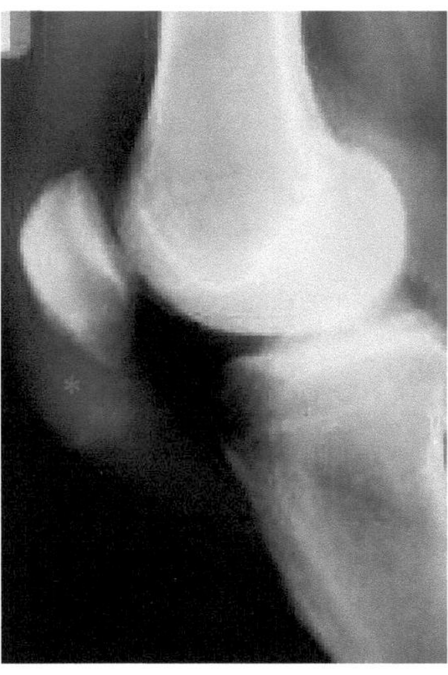

Fig. 4 Gota. Radiografia padrão. Tufo pré-patelar calcificado (asterisco) [20].

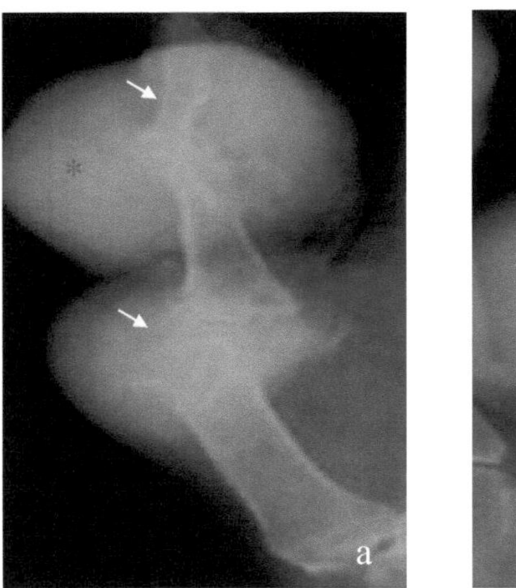
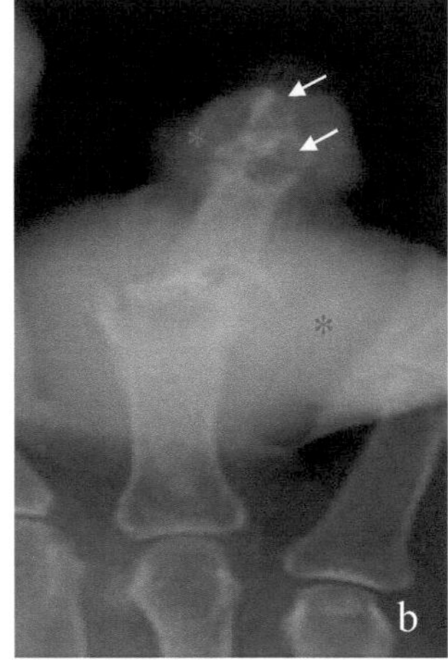

Fig. 5 Gota (a+b) Radiografia padrão. Deformidade da ponta dos dedos (asterisco) associada a erosões (setas).

- **Erosões ósseas para-articulares excêntricas**: ligadas a tofos adjacentes. São geralmente grandes e profundos, com um longo eixo paralelo ao das diáfises, bem definidos, por vezes rodeados por uma linha de condensação (fig. 6). Quando são marginais e contíguos, produzem um aspeto de "alabarda" (fig. 7). Uma elevação do bordo das erosões pelo tophus, dando a aparência de uma espícula, é altamente sugestiva de gota (figs. 6, 7, 8);

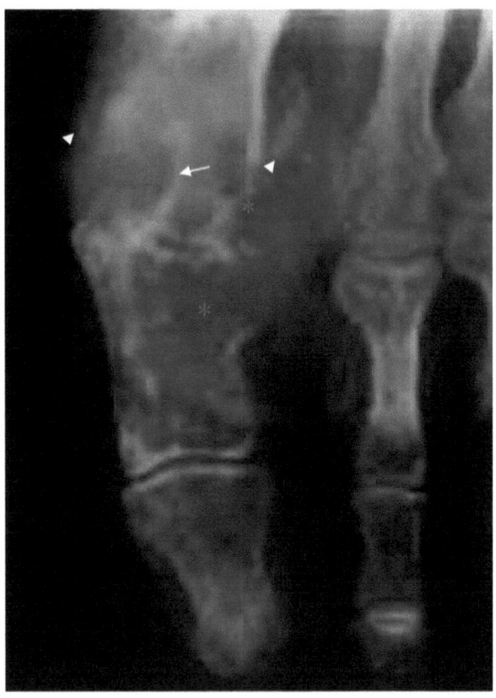

Fig. 6 Gota. Radiografia standard. Erosões para-articulares profundas e assimétricas (asteriscos), algumas rodeadas por um bordo de condensação (seta), associadas a espículas (pontas de seta).

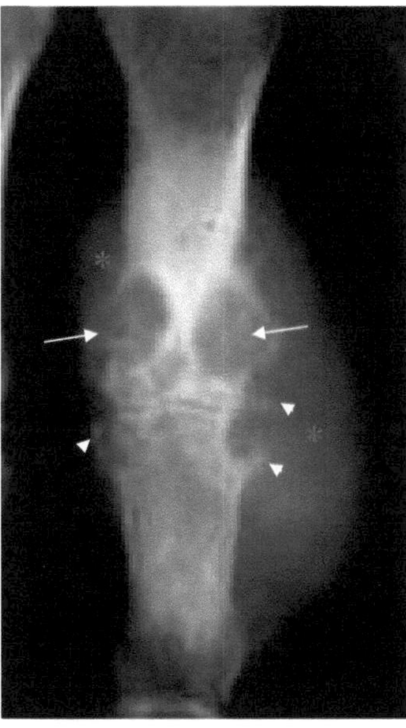

Fig. 7 Gota. Radiografia padrão. Erosões em forma de halberd (setas), associadas a espículas adjacentes (pontas de setas) e tofos (asteriscos).

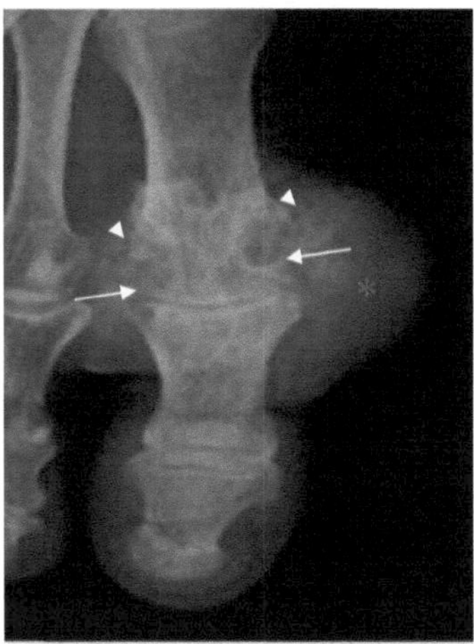

Fig. 8 Gota. Radiografia padrão. Erosões para-articulares (seta), espículas (pontas de seta) e tofos adjacentes (asterisco).

geodos intra-ósseos pseudoquísticos: resultam de depósitos de urato de sódio no osso. São arredondados ou ovais, bem definidos, em forma de biscoito, por vezes rodeados por um bordo de condensação (fig. 9, 10). Podem tornar-se calcificados (fig. 11, 12). O seu tamanho é variável, mas com mais de 5 mm de comprimento e paralelos ao osso de suporte, são muito sugestivos de gota. Podem ser únicos ou múltiplos, centrados ou excêntricos, mas normalmente localizam-se junto às articulações. Quando são excêntricos, adelgaçam a cortical óssea e podem rebentar o osso (fig. 13, 14). Geodos pequenos e marginais podem simular artrite reumática (fig. 15). A presença de espículas ajuda ao diagnóstico. Os geodos grandes podem destruir a articulação (fig. 16);

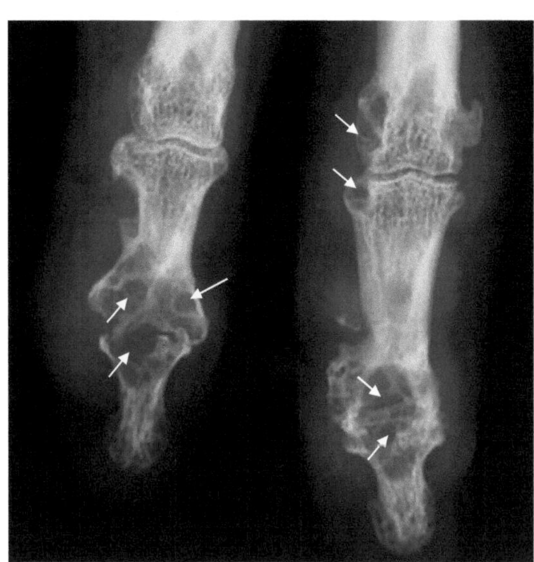

Fig. 9 - Gota. Radiografia padrão. Múltiplos tofos intra-ósseos (setas).

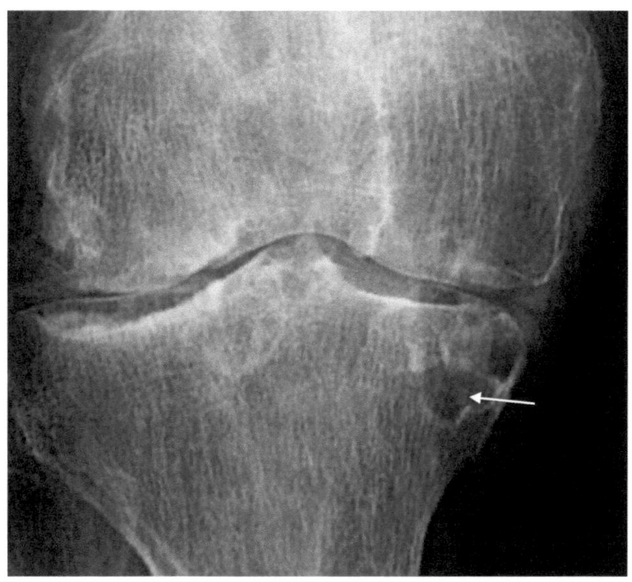

Fig. 10. Gota. Radiografia padrão. Tufo intraósseo (seta).

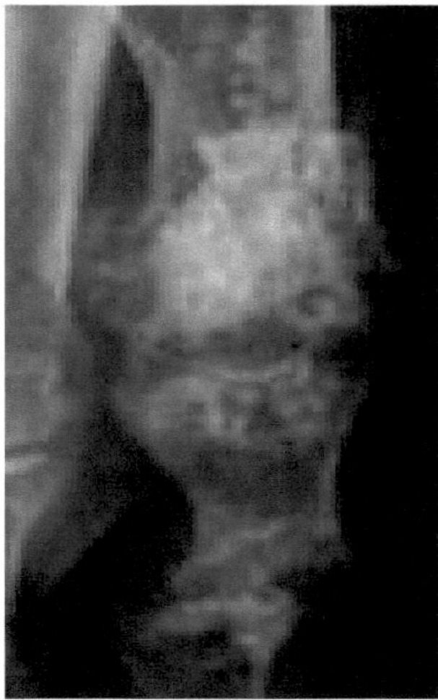

Fig. 11. Gota. Radiografia padrão. Tifo calcificado intraósseo (seta).

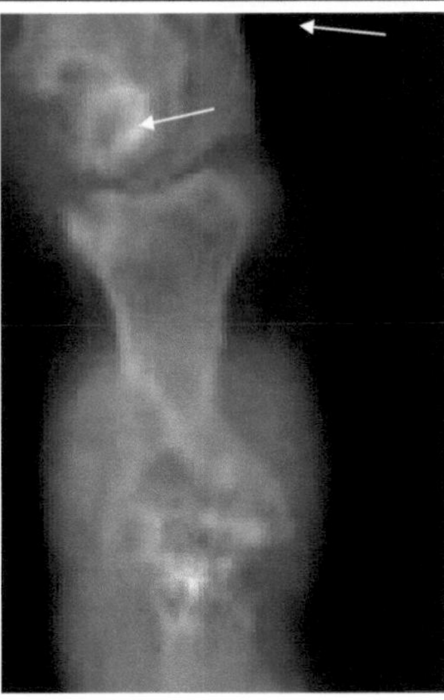

Fig. 12. Gota. Radiografia padrão. Tofos calcificados intra-ósseos (seta), associados a tofos não calcificados [20].

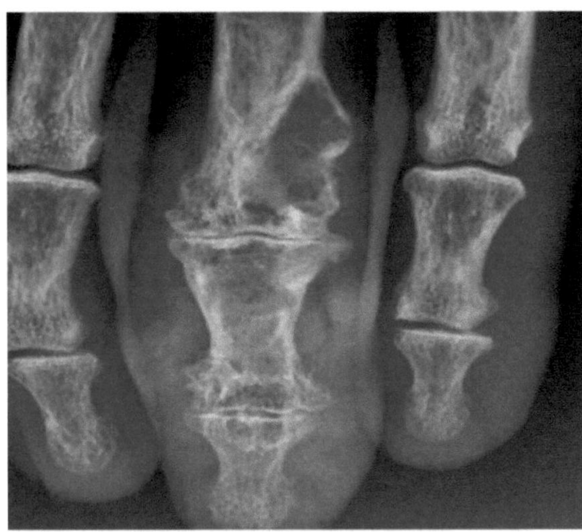

Fig. 13. Gota. Radiografia padrão. Tifo intraósseo excêntrico com córtex rebentado (seta).

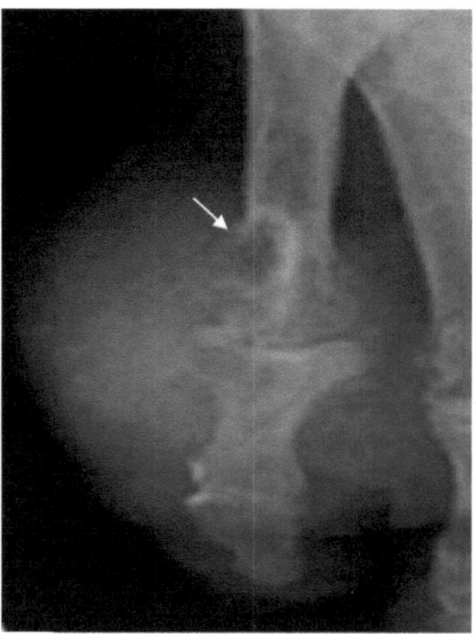

Fig. 14. Gota. Radiografia padrão. Tifo intraósseo excêntrico, rodeado por uma borda de esclerose, a rebentar o córtex (seta).

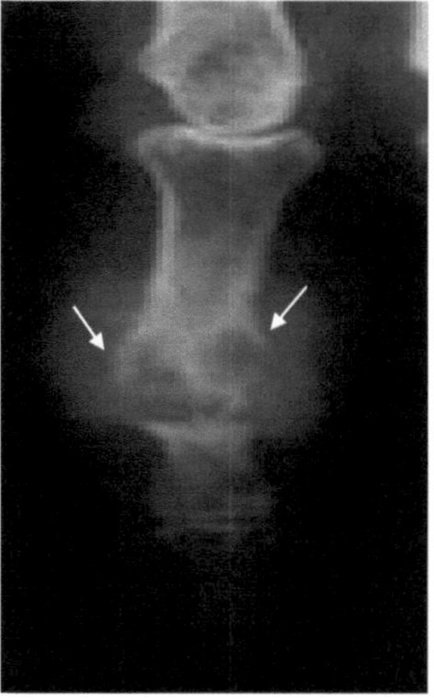

Fig. 15. Gota. Radiografia standard. Pequenas erosões marginais, associadas a pinçamento articular difuso com presença de espículas (setas) e edema dos tecidos moles opostos.

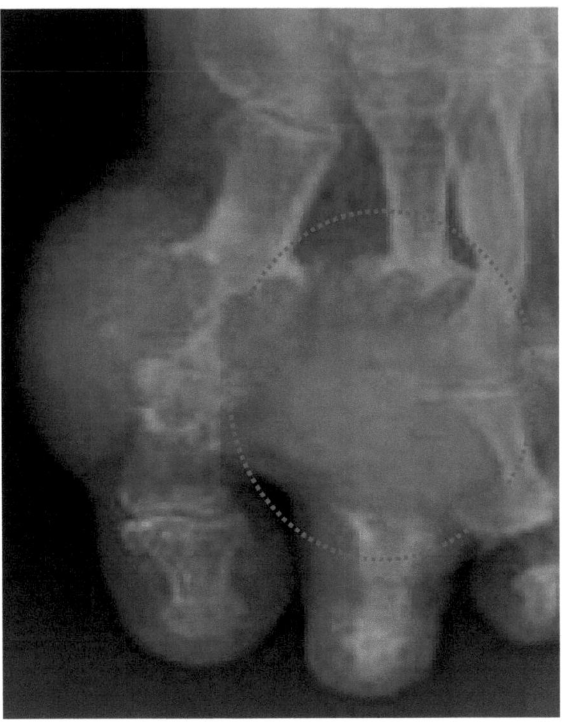

Fig. 16. Gota. Radiografia padrão.   Destruição da articulação metatarsofalângica do segundo raio (círculo).

-   **proliferações ósseas justa-articulares**: as espículas ósseas que reagem à presença do tophus adjacente são por vezes exuberantes, podendo mimetizar uma lesão tumoral (fig. 17); podem existir aposições periosteais, osteófitos volumosos, responsáveis pelo clássico "pé em bico" (figs. 18, 19) e proliferações ósseas espessas e irregulares nas inserções tendinosas e musculares (fig. 20);

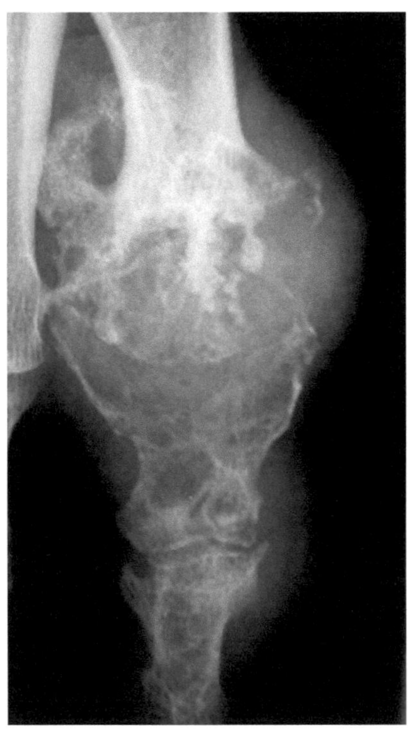

Fig. 17. Gota. Radiografia padrão. Espículas ósseas exuberantes [21].

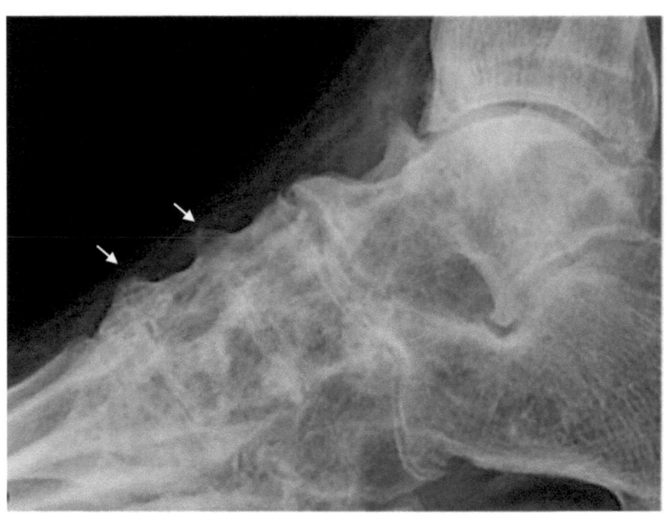

Fig. 18. Gota. Radiografia padrão. Osteófitos responsáveis por um pé pontiagudo (setas) [21].

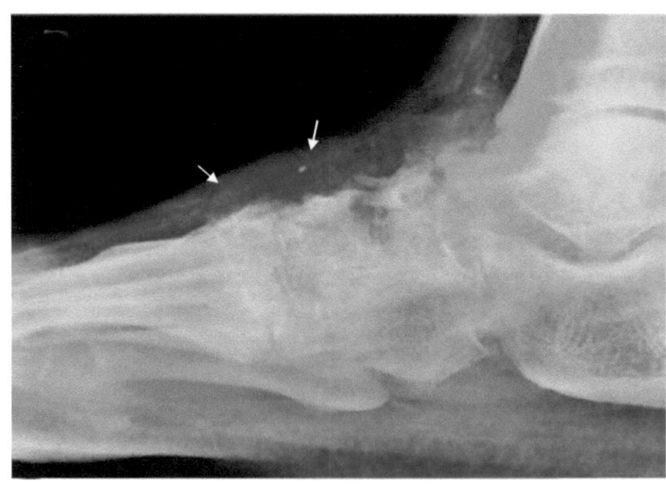

Fig. 19. Gota. Radiografia padrão. Entesófitos responsáveis por um pé com cerdas (setas) [21].

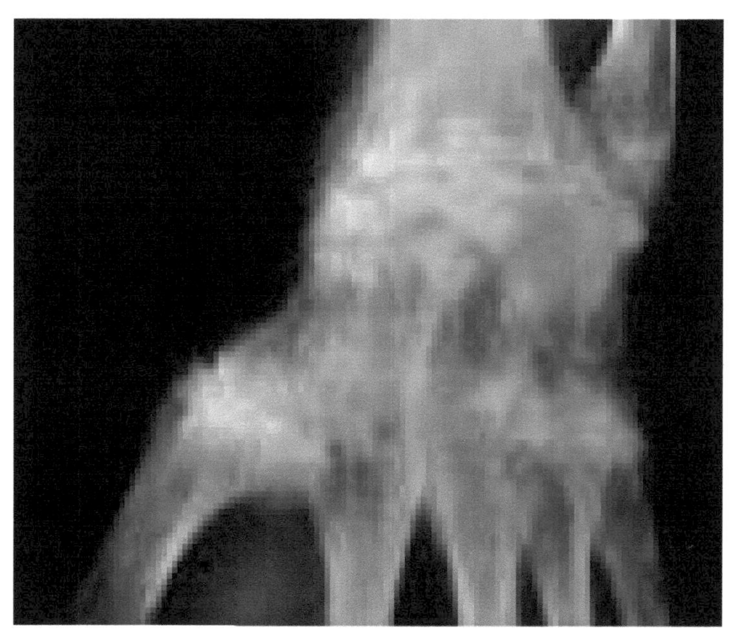

Fig. 20. Gota. Radiografia padrão. Anquilose intercarpal e carpometacarpal de origem gotosa [20].

-   **um espaço articular que se mantém preservado durante muito tempo**, contrastando com a presença de erosões e geodos (Fig. 21). Posteriormente, podem ser observados pinçamento uniforme (Fig. 22) e desalinhamento ou destruição da articulação (Fig. 23). A anquilose óssea é rara, exceto nas articulações interfalângicas das mãos e dos pés e na região intercarpal (Fig. 20).

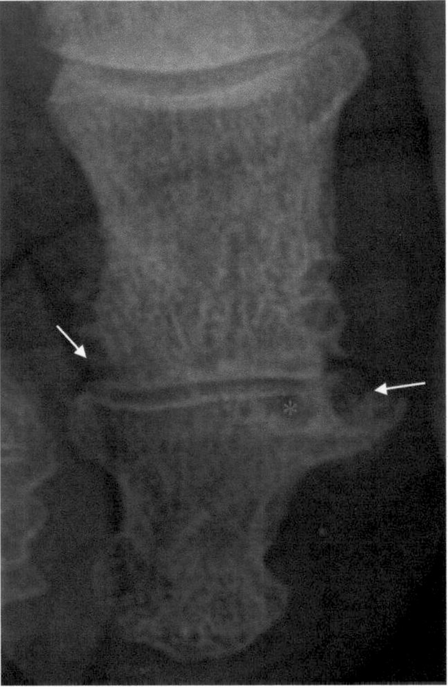

Fig. 21. Gota. Radiografia padrão. Presença de erosões (setas) e geodos (asterisco) com espaço articular respeitado.

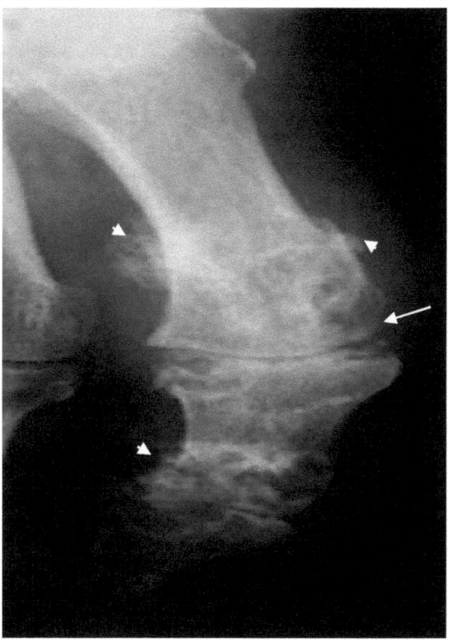

Fig. 22. Gota. Radiografia padrão. Presença de erosões (setas) e osteófitos (cabeças de lábio) com pinçamento do espaço articular.

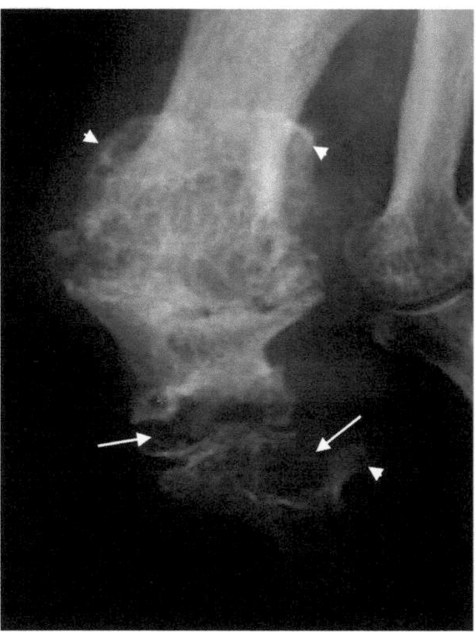

Fig. 23. Gota. Radiografia padrão. Erosões (setas), geodos (asterisco), osteófitos (pontas de seta), destruição articular e desalinhamento.

1.1.3. Sinais radiológicos em função da localização das lesões

1.1.3.1.Pés

O envolvimento das articulações metatarsofalângicas é o mais comum:

• Nas fases iniciais

- As erosões aparecem frequentemente como uma simples irregularidade da superfície cortical das faces medial e dorsal da cabeça do primeiro metatarso [17] (fig. 24) ;
- inchaço dos tecidos moles adjacentes às erosões;
- alargamento e irregularidade da cabeça do primeiro metatarso (fig. 25);
- As deformações ósseas, como o hallux-valgus, estão frequentemente associadas;

• Fase tardia

- Erosões e geodos abertos na articulação podem levar à osteólise completa da cabeça do primeiro metatarso.
- uma compressão acentuada da linha articular, ou mesmo uma anquilose ;
- envolvimento de outras articulações metatarsofalângicas, em particular do quinto rádio e das articulações interfalângicas [22] (fig. 26) ;
- O envolvimento do retropé envolve principalmente as articulações mediotársicas, com osteófitos dorsais das articulações talonavicular e naviculocuneal, dando uma aparência de "pé espigado" (figs. 18, 19), e crescimentos ósseos retro e subcalcaneais. Um tophus volumoso é por vezes responsável pela destruição de vários ossos do tarso (fig. 27);
- O envolvimento do tornozelo é raro e apresenta-se com geodos maleolares e osteófitos marginais (fig. 28).

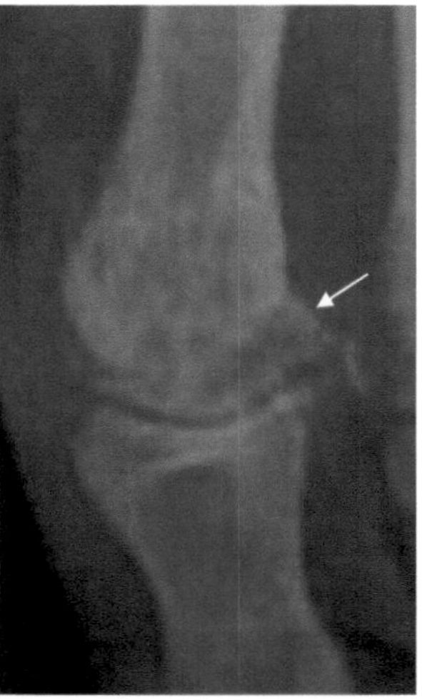

Fig. 24. Gota. Radiografia padrão. Irregularidades na face medial da cabeça do primeiro metatarso (seta).

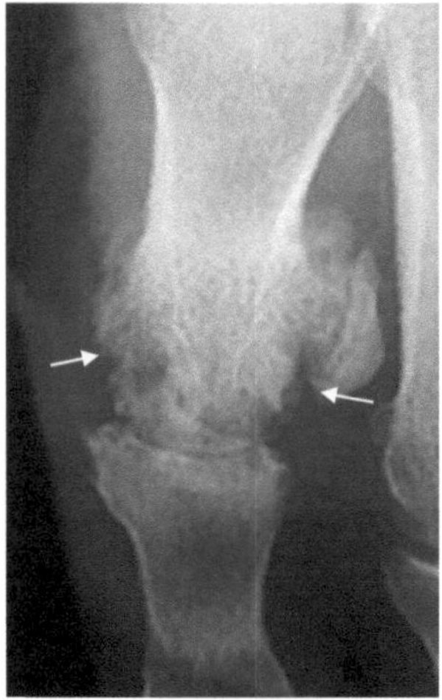

Fig. 25. Gota. Radiografia padrão. Aumento e irregularidade da cabeça do primeiro metatarso (setas).

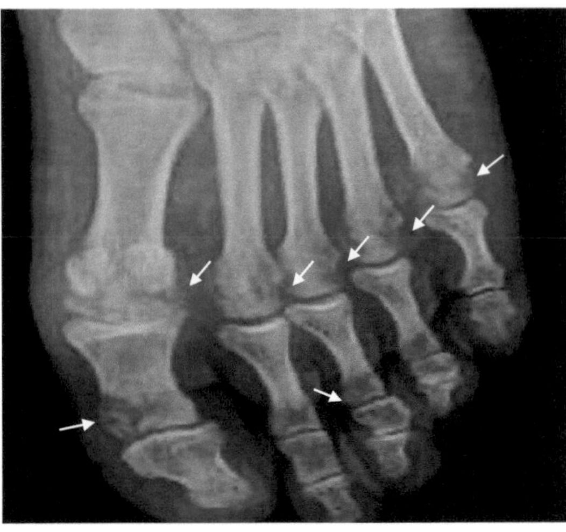

Fig. 26. Gota. Radiografia padrão. Erosões das cabeças metatarsofalângicas e interfalângicas (setas).

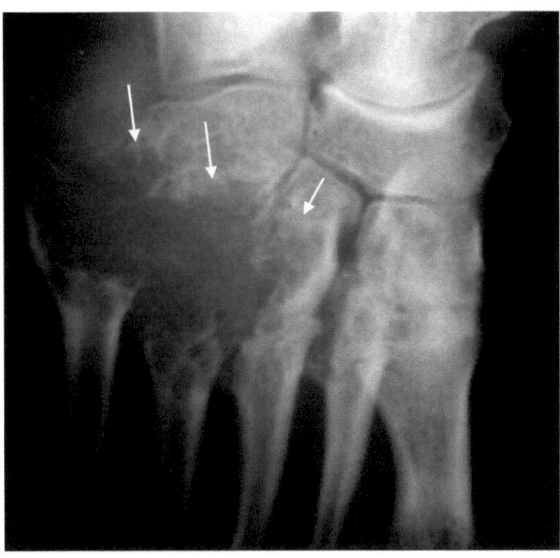

Fig. 27. Gota. Radiografia normal. Volumoso tofo responsável pela destruição de vários ossos do tarso (setas).

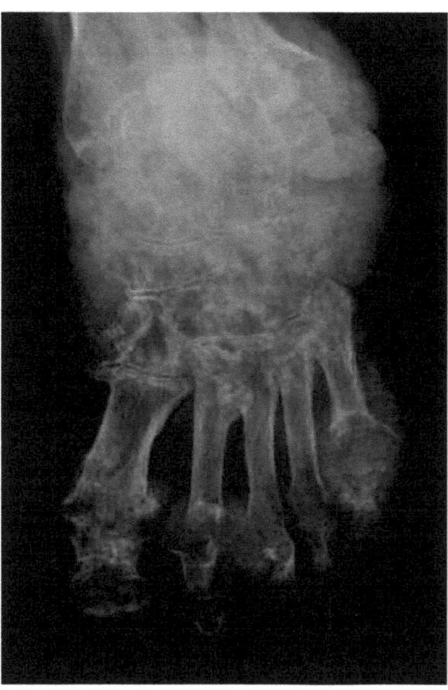

Fig. 28. Gota. Radiografia padrão. Múltiplos tofos, erosões e osteófitos no pé e tornozelo.

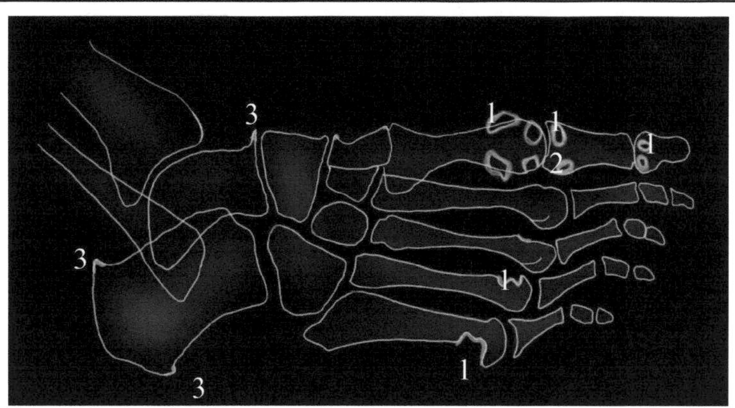

Fig. 29. Gota. Envolvimento do pé. Diagrama. (1) Erosões e geodos ósseos relacionados com tofos intra-ósseos; (2) artropatia gotosa do dedo grande do pé com pinçamento articular; (3) artropatia gotosa intertarsal e calcânea com tofos acentuados e imagem de "pé espigado".

1.1.3.2.Mãos e pulsos

- envolvimento das articulações interfalângicas e, em menor grau, das articulações metacarpofalângicas (figs. 1, 2, 3, 5, 6, 7, 9, 12, 13, 17, 30);
- erosões das articulações do carpo e do carpometacarpo (fig. 31);
- um tophus volumoso destrói os ossos do carpo, principalmente a margem ulnar.

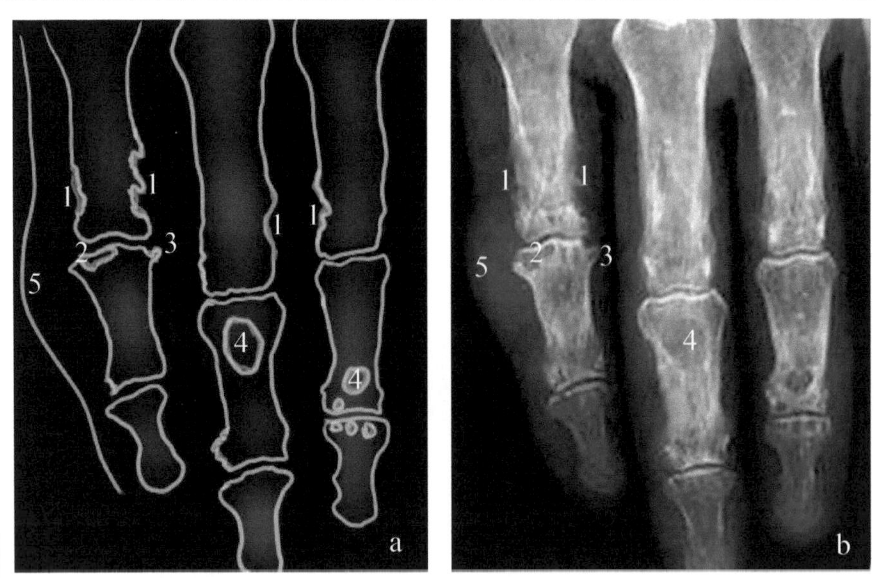

Fig. 30. Gota. (a) Diagramas. (b) Radiografia padrão. (1) Irregularidade da cortical. (2) Erosões. (3) Osteófitos. (4) Geodos intra-ósseos. (5) Tophus responsável pelo inchaço dos tecidos moles.

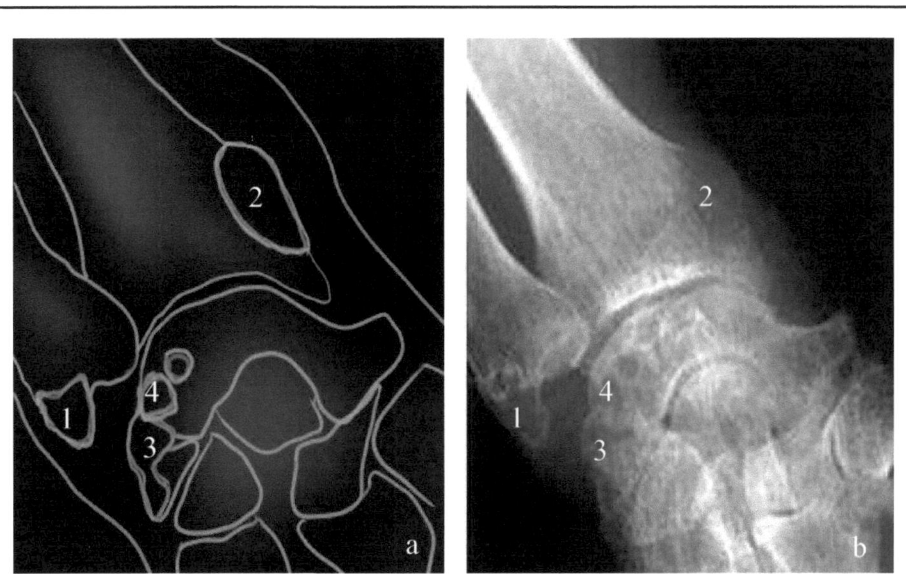

Fig. 31. Gota. Envolvimento do pulso. (a) Diagramas. (b) Radiografia padrão. (1) Erosão da extremidade inferior da ulna. (2) Erosão da extremidade inferior do rádio. (3) Erosão do triquetrum. (4) Geodos do semilunar.

1.1.3.3.Joelho

- Entalhes nas superfícies lateral e medial do planalto tibial e dos côndilos femorais (fig. 32) ;
- geodos intra-ósseos do fémur ou da tíbia (fig. 10) [23, 24] ;
- envolvimento da patela pela presença de erosões finamente circunscritas com a presença de espículas ósseas que reagem ao tophus pré-patelar (figs. 33, 34).

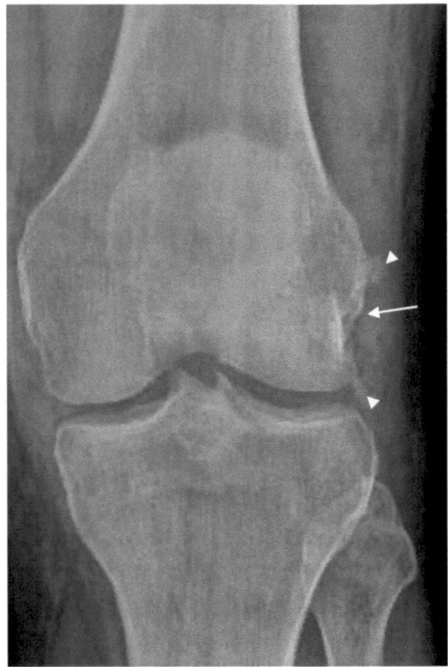

Fig. 32. Gota. Envolvimento do joelho. Radiografia padrão. Erosão da face lateral do côndilo femoral (seta), osteófitos (pontas de seta) e tofos (asterisco) opostos.

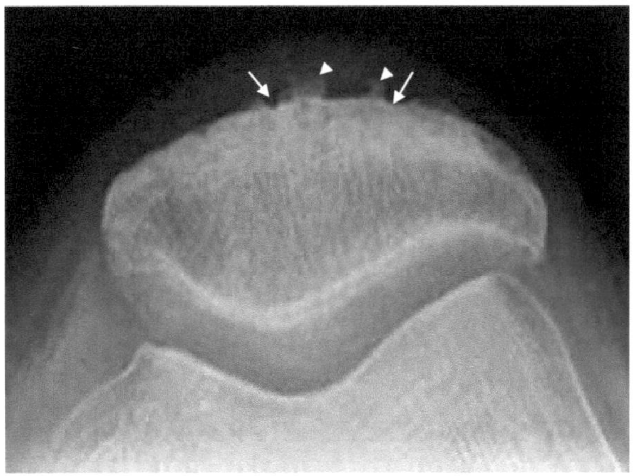

Fig. 33. Gota. Envolvimento do joelho. Radiografia padrão. Erosões da face anterior da patela (setas), associadas a construções ósseas pré-patelares (pontas de setas).

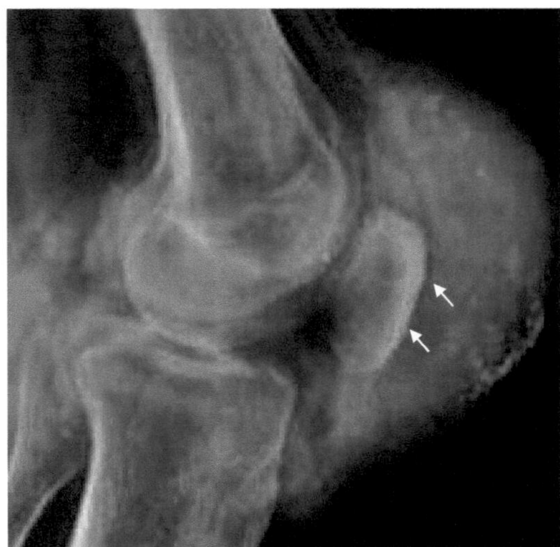

Fig. 34. Gota. Envolvimento do joelho. Radiografia padrão. Tophus oposto à patela (asterisco) com irregularidade do córtex da superfície anterior da patela (seta).

1.1.3.4.Cotovelo

bursite na face dorsal do olécrano, associada a erosões e proliferações ósseas (figs. 35, 36).

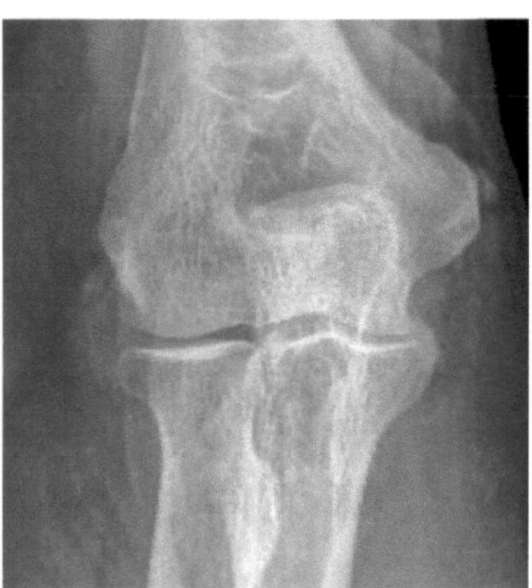

Fig. 35. Gota. Envolvimento do cotovelo. Radiografia padrão. Tophus do cotovelo (asterisco).

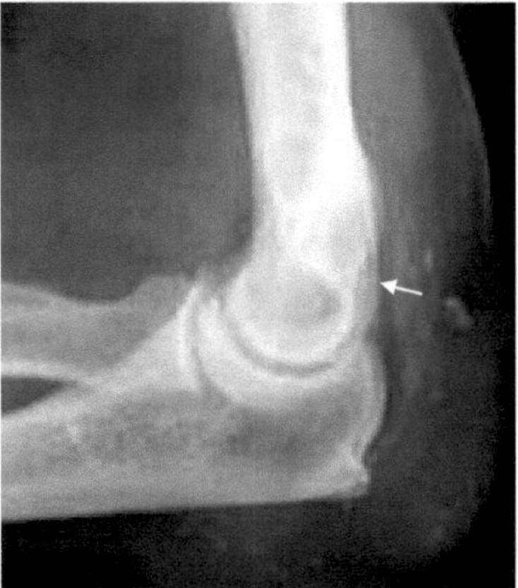

Fig. 36. Gota. Envolvimento do cotovelo. Radiografia padrão. Irregularidade da superfície posterior da extremidade inferior do úmero (seta) e tofo calcificado oposto (asterisco).

1.1.3.5.Outras articulações

- O envolvimento do ombro e da anca é raro e apresenta-se com edema dos tecidos moles, erosões ósseas, lesões pseudocísticas e/ou proliferação óssea (fig. 37).
- As articulações sacroilíacas apresentam um aspeto irregular e recortado das margens articulares (fig. 38).
- Na coluna vertebral, os danos manifestam-se por erosões do odontoide, das placas vertebrais e das articulações zigapofisárias, pinças discais e subluxações vertebrais [24-31]. Ocasionalmente, ocorre compressão da medula espinhal secundária à presença de depósitos extradurais de cristais de urato de sódio;
- envolvimento extremamente raro das articulações temporomandibular, cricoaritenóidea, costocondral e manubrioesternal.

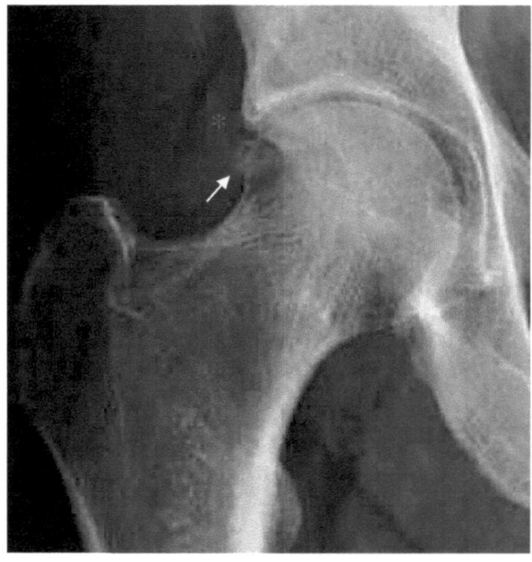

Fig. 37. Gota. Envolvimento da anca. Radiografia padrão. Proliferação óssea (seta) e tofo oposto (asterisco).

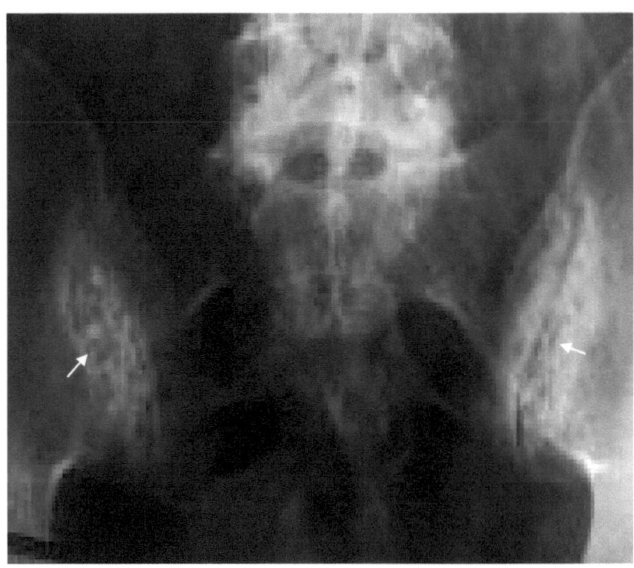

Fig. 38. Gota. Envolvimento das articulações sacro-ilíacas. Radiografia padrão. Erosões sacroilíacas bilaterais, bem limitadas, delimitadas por osteocondensação (setas) [20].

1.2. Ultrassom

O ultrassom osteoarticular é usado para diagnosticar e monitorar a artropatia gotosa. Ela é usada nos critérios de classificação de gota do ACR/EULAR de 2015 [9].

1.2.1. Sinais ultra-sonográficos não específicos da gota

Como em qualquer doença reumática potencialmente destrutiva, certos sinais podem ser encontrados sem serem específicos da gota [32-34]. O OMERACT (International Outcome Measures in Rheumatology Clinical Trials) desenvolveu definições dos sinais de ultrassom comuns da artrite inflamatória [35] :

- **Derrame articular**: material intra-articular anormal, hipo ou anecogénico em relação à gordura subcutânea, parcialmente compressível com a sonda mas sem sinal Doppler (fig. 39). Este material pode ser raramente iso ou mesmo hiperecogénico. A presença de pontos hiperecogénicos no líquido sugere uma patologia microcristalina, mas não é específica da gota.
- **Sinovite**: estrutura intra-articular anómala, hipoecóica em relação à gordura subcutânea, não dispersível e pouco compressível com uma sonda, que pode ser vascularizada ao Doppler. Esta estrutura pode raramente ser iso ou hiperecogénica. A presença de pontos hiperecogénicos na sinóvia é altamente sugestiva no contexto clínico da gota [36].
- **Tenossinovite**: Espessamento hipo ou anecogénico, com ou sem líquido, localizado no interior da bainha tenossinovial, que pode ser visto em dois planos de secção (fig. 40). Esta estrutura pode ou não conter um sinal de Doppler.
- **Erosão**: descontinuidade intra e/ou extra-articular da superfície óssea, visível em dois planos perpendiculares.

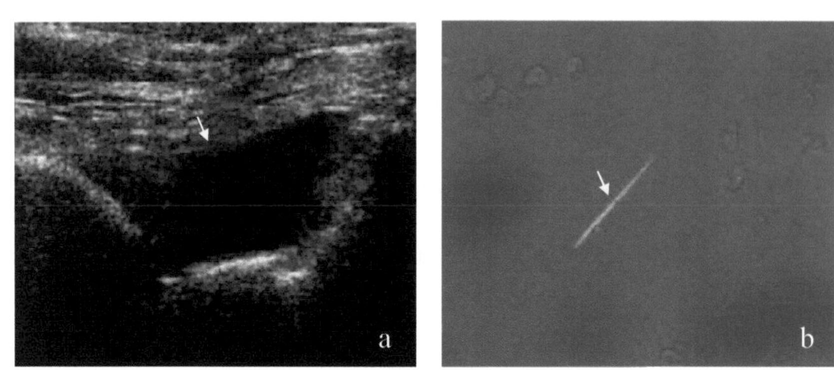

Fig. 39. Gota (a) Ultrassom. Derrame articular, anecoico (seta). (b) Microscopia do líquido sinovial. Cristais de urato monossódico sob microscopia de luz polarizada compensada [37].

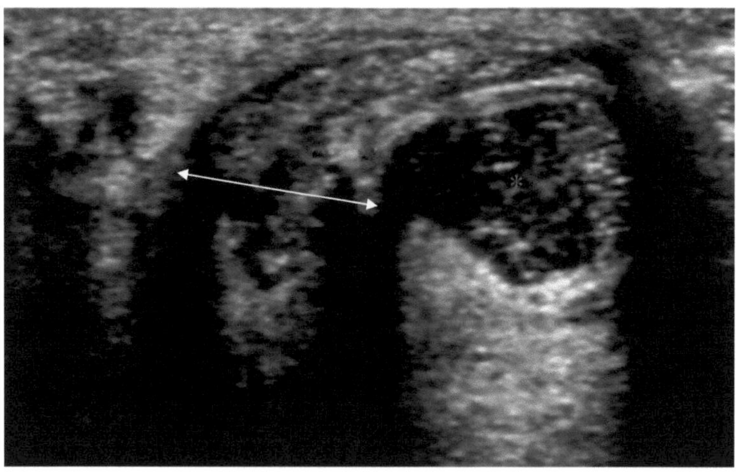

Fig. 40. Gota. Ultrassonografia. Espessamento tenossinovial hipoecogénico (seta bidirecional) e tophus (asterisco).

1.2.1.1.Sinais ultra-sonográficos específicos da gota

Certos sinais são altamente sugestivos de gota [38, 39]. A OMERACT definiu quatro sinais ultra-sonográficos básicos de gota [40, 41].

- **Duplo contorno** : Banda hiperecogénica anormal no bordo superficial da cartilagem, independente do ângulo da sonda. Esta banda pode ser irregular ou regular, contínua ou intermitente. Deve ser distinguida do sinal da interface da cartilagem (fig. 41, 42, 43).

- **Tophus**: agregação circunscrita, não homogénea, hiperecóica e/ou hipoecóica, com ou sem cone de sombra acústica posterior, que pode estar rodeada por um pequeno halo anecoico. A localização pode ser intra-articular, extra-articular ou intra-tendinosa (figs. 44, 45, 46, 47).

- **Agregados**: focos hiperecogénicos heterogéneos que mantêm o seu elevado grau de refletividade mesmo quando o ganho é minimizado ou o ângulo da sonda é alterado, por vezes com um cone de sombra acústica posterior, dando um aspeto de "tempestade de neve" (fig. 48).

- **Erosão**: descontinuidade intra e/ou extra-articular da superfície óssea, visível em dois planos perpendiculares (fig. 49).

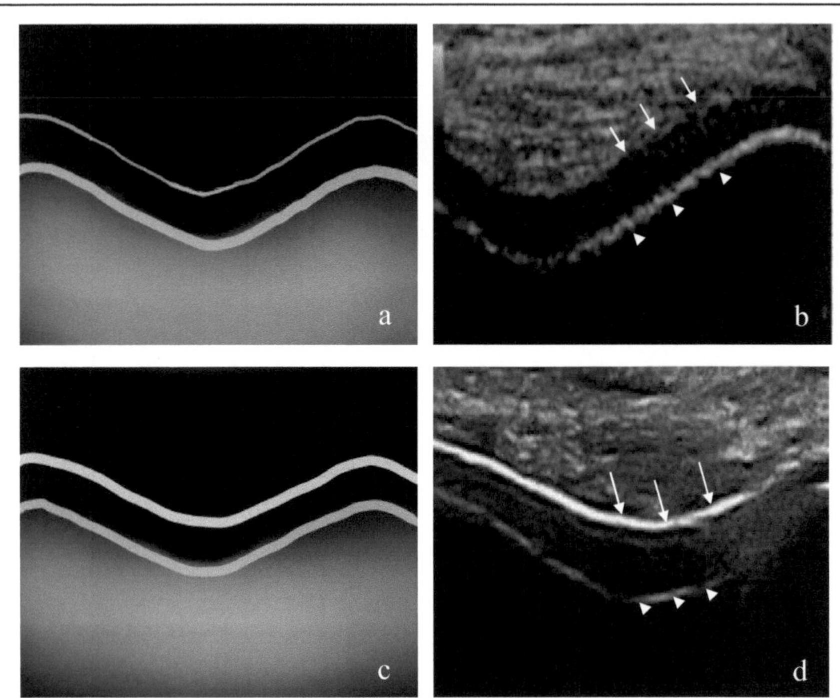

Fig. 41. Gota (a+c) Diagramas. (b+d) Secções de ultra-sons. (a+b). Superfície normal da cartilagem anecóica (setas), osso cortical (pontas de setas). (c+d) Banda hiperecogénica contínua na superfície da cartilagem (setas), dando a aparência de um duplo contorno do osso (pontas de setas).

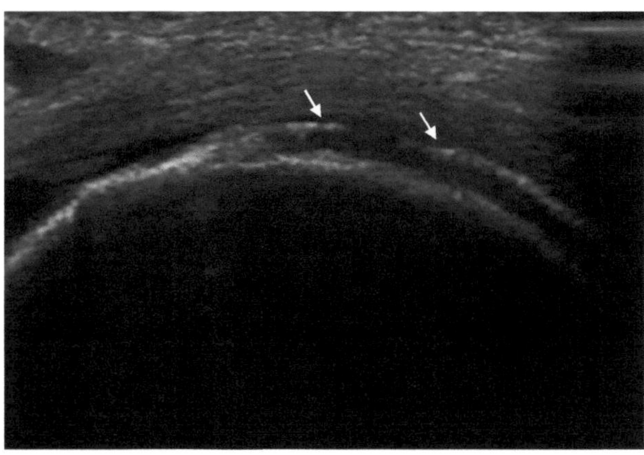

Fig. 42. Gota. Secção de ultrassom. o aparecimento de um contorno duplo descontínuo (setas) [42].

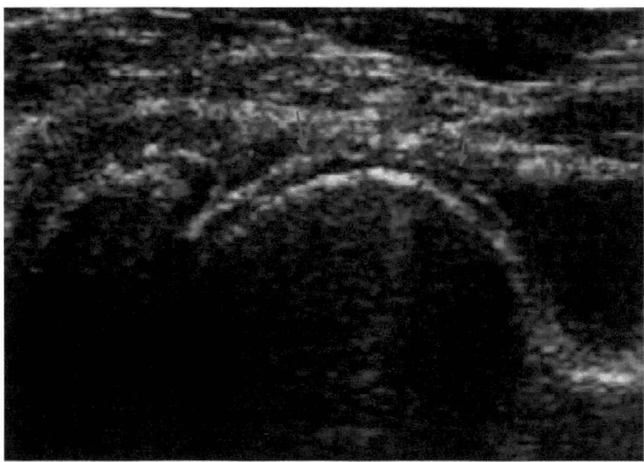

Fig. 43. Gota. Secção de ultra-sons. o aparecimento de um duplo contorno irregular (setas) [37].

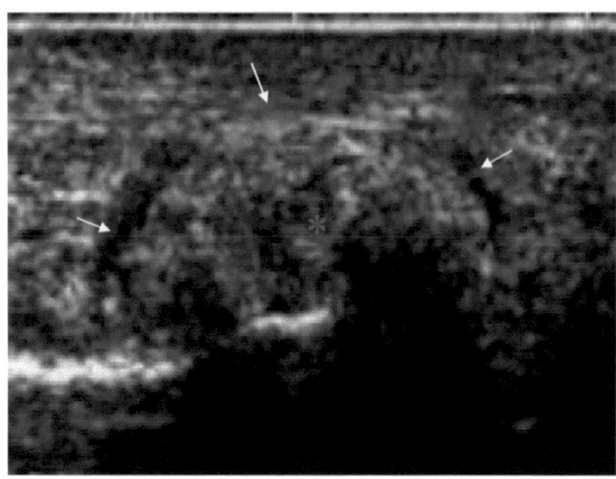

Fig. 44. gota. Tophus. Corte ultrassonográfico longitudinal da face dorsal da articulação metatarsofalângica. Massa isoecogénica (asterisco) com atenuação posterior e rodeada por um halo hipoecogénico (setas) [43].

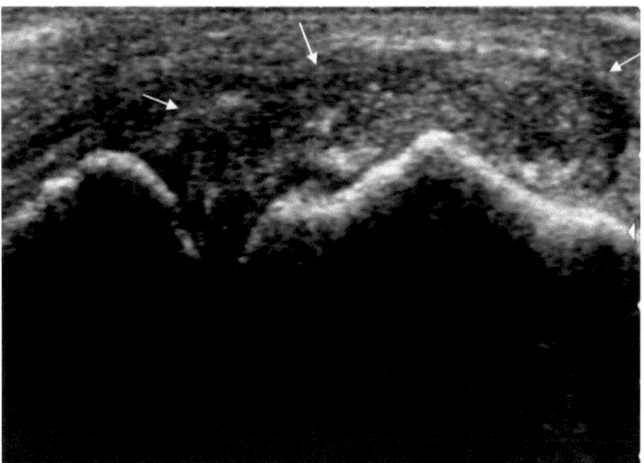

Fig. 45. Gota. Tophus. Secção longitudinal de ultrassom da superfície dorsal da articulação interfalângica distal. Tophus intra-articular (asterisco) rodeado por um halo hipoecogénico (setas).

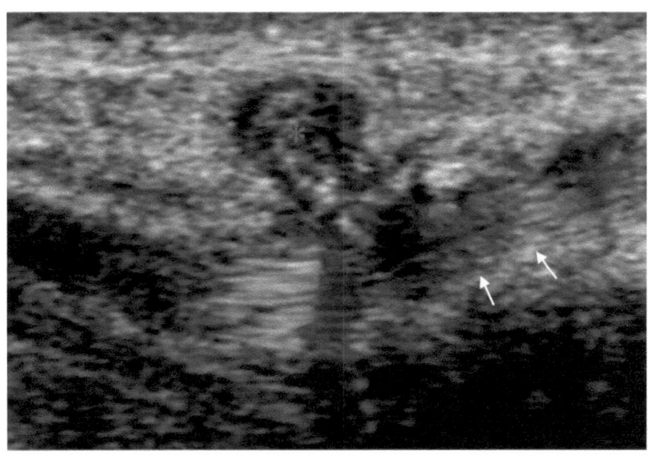

Fig. 46. Gota. Tophus. Secção de ultrassom. Tophus peri-tendinoso (asterisco). Tendão (setas).

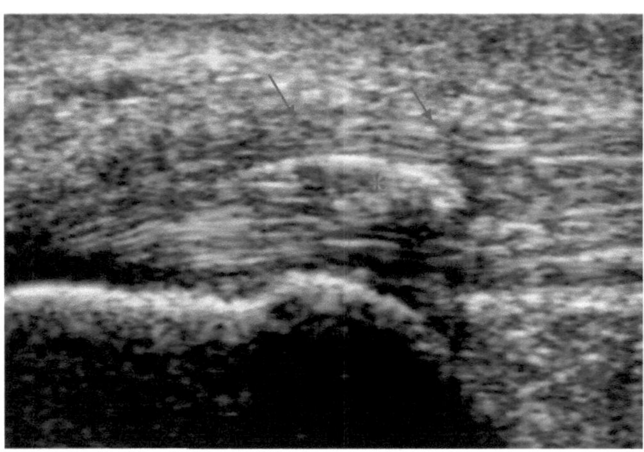

Fig. 47. Gota. Tophus. Secção de ultrassom. Tophus intratendinoso (asterisco).

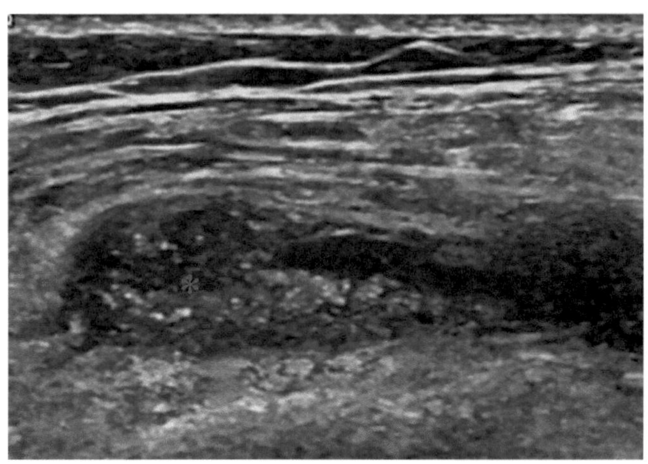

Fig. 48. Gota. Agregados de cristais de urato. Secção de ultrassom. Derrame articular com aspeto de tempestade de neve (asterisco) [44].

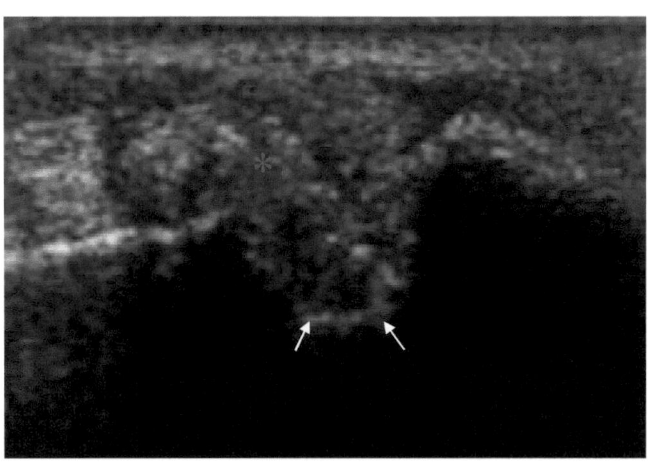

Fig. 49. Gota. Erosão. Corte ultrassonográfico longitudinal da articulação metatarsofalângica: erosão (setas) secundária a um tofo isoecóico (asterisco) [45].

1.3. Scanner espetral de dupla energia

O scanner espetral de dupla energia (DECT) é uma nova técnica de imagiologia por TC que permite diferenciar os depósitos de acordo com os seus diferentes espectros de raios X. Aplica o conceito de atenuação dos tecidos de acordo com a densidade, o número atómico e a energia do feixe de fotões [46].

A DECT pode localizar e quantificar depósitos de cristais de urato monossódico em articulações, ligamentos, tendões e tecidos moles [47] (fig. 50). Este exame está incluído nos critérios de classificação da gota do ACR/EULAR de 2015 [9]. No entanto, esta técnica não pode avaliar a inflamação ou detetar tofos de baixa densidade ou tofos com menos de 2 mm de tamanho [48, 49].

O DECT é raramente utilizado na prática atual devido à indisponibilidade de equipamento, ao seu elevado custo e à quantidade de radiação envolvida [50].

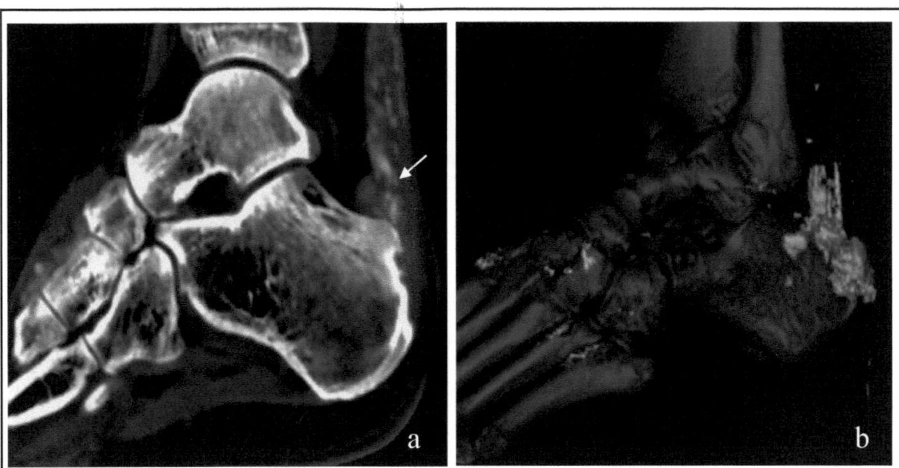

Fig. 50. Gota (a) TAC do pé, reconstrução sagital. Espessamento do tendão de Aquiles com calcificações no seu interior (seta). (b) DECT. DECT do pé mostrando depósitos tofáceos maciços codificados a verde [51].

1.4. RMN

O tophus apresenta-se como um hipossinal T1 homogéneo e um hipossinal T2 heterogéneo, dependendo do grau de hidratação [52] (fig. 51). A RMN pode mostrar espessamento sinovial, derrame, erosões e edema ósseo.

O desempenho diagnóstico da RMN para a gota não foi claramente estabelecido devido à natureza não específica dos achados. Por conseguinte, a RMN não foi incluída nos critérios de classificação da gota do ACR / EULAR.

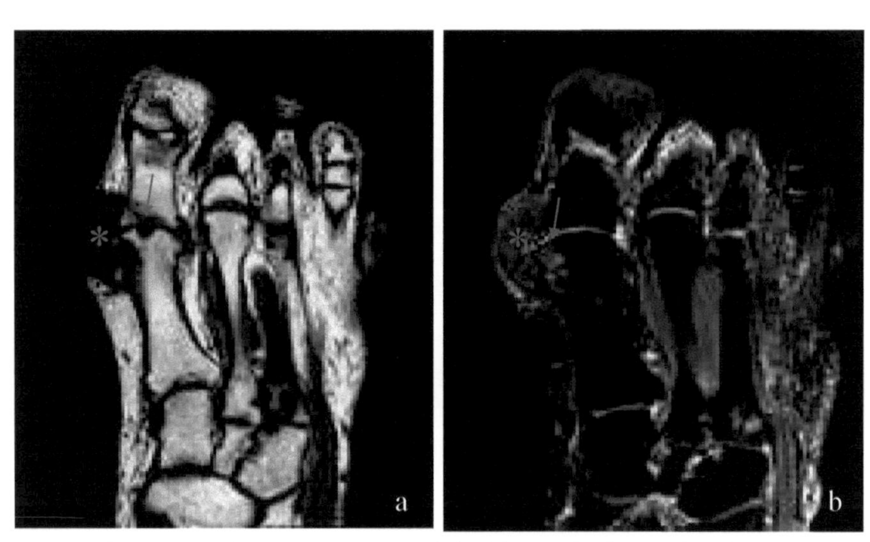

Fig. 51. Gota. RM do pé em cortes axiais (a) sequência ponderada em T1. (b) sequência ponderada em T2. Nível superior da 1ª articulação metatarsofalângica em T1 e T2 com hipossinal (asterisco) e erosões (setas) [51].

Condrocalcinose das articulações

A condrocalcinose é uma doença das articulações caracterizada pela acumulação de cristais de pirofosfato de cálcio nas articulações, que pode causar dor, inflamação e danos na cartilagem. Pode ser isolada ou associada a outras doenças metabólicas, como a hemocromatose, a hipomagnesémia, o hiperparatiroidismo, a hipercalcémia-hipocalciúria familiar e a hipofosfatasia [53]. Afecta ligeiramente mais as mulheres do que os homens, e o número de pessoas afectadas aumenta com a idade [54-56]. Por vezes, apresenta-se como um quadro pseudoartrítico, imitando uma lesão articular degenerativa, geralmente bilateral e simétrica. Pode também apresentar-se como pseudogota, artrite aguda com sinais inflamatórios significativos.

artropatia local; artropatia rapidamente destrutiva que imita a osteoartropatia nervosa [57, 58]; artrite pseudorhumatóide com erupção cutânea matinal e edema sinovial [58].

1. Imagiologia

1.1. Radiografia padrão

1.1.1. Sinais radiológicos básicos

O envolvimento é frequentemente bilateral e geralmente simétrico:

- calcificações intra-articulares, sob a forma de um bordo opaco fino, mais ou menos extenso, circundando os contornos articulares a alguns milímetros do osso subcondral e apresentando uma incrustação clássica da cartilagem (fig. 52) ;
- calcificação descontínua da fibrocartilagem da sínfise púbica, dos meniscos dos joelhos, dos discos intervertebrais e dos ligamentos triangulares do carpo (fig. 53, 54);
- calcificações da sinóvia, dos tendões, dos ligamentos e das cápsulas articulares, principalmente nos joelhos.

Nas formas avançadas, a lesão articular com destruição da articulação devido à presença de erosões ósseas, geodos subcondrais, osteólise e produção óssea, como a osteosclerose subcondral e a osteofitose.

[emeeme]O diagnóstico de condrocalcinose deve ser considerado sempre que uma articulação habitualmente poupada à artrose é afetada por fenómenos degenerativos, como é o caso das articulações atlóido-axoideia e metacarpo-falângicas dos 2 e 3 dedos.

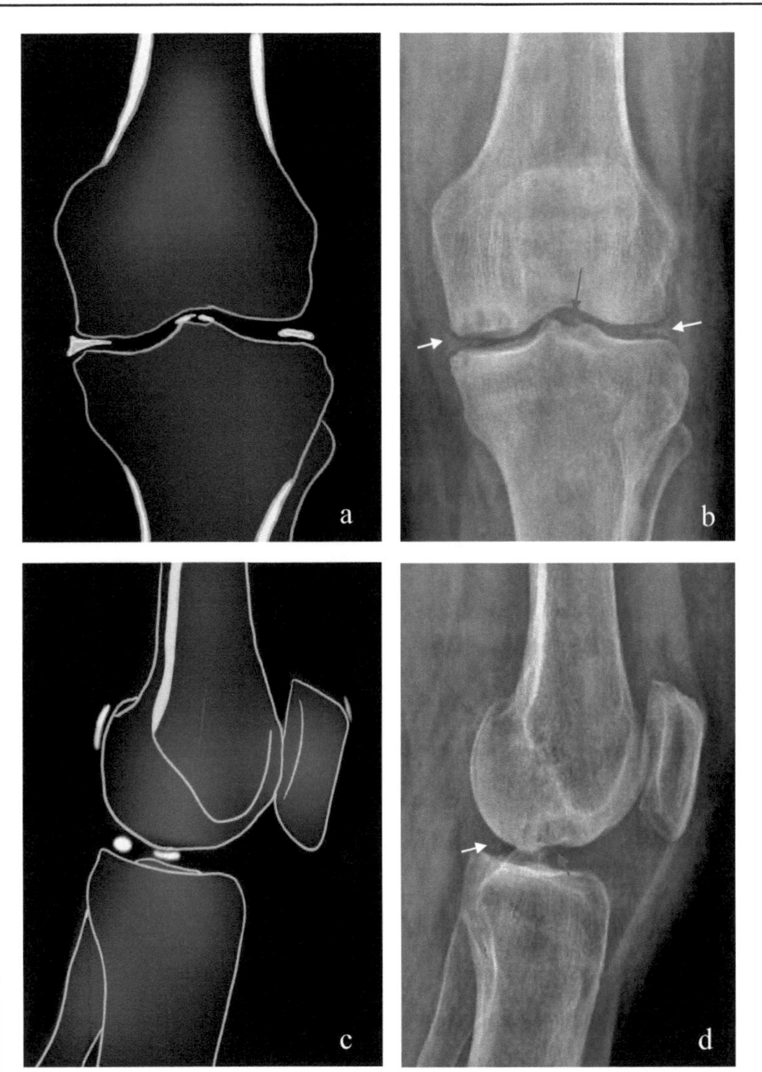

Fig. 52. Condrocalcinose das articulações. (a+c) Diagramas. (b+d) Radiografia do joelho, vista frontal e lateral. Calcificações meniscais (setas brancas) e bordo opaco intracartilagíneo (setas vermelhas).

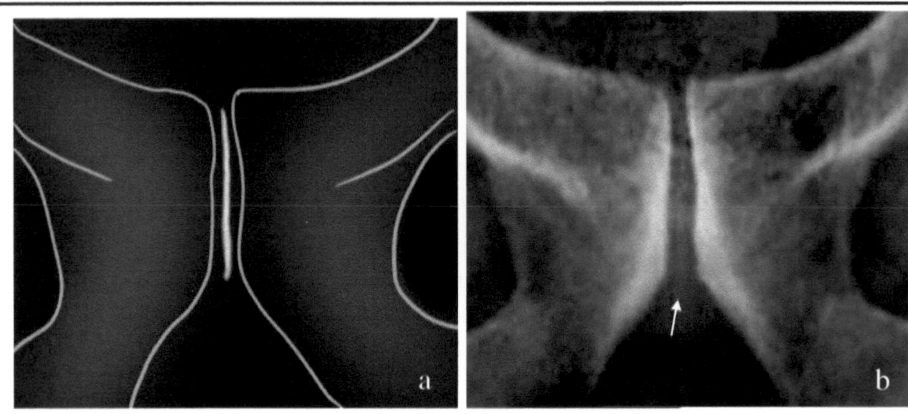

Fig. 53. Condrocalcinose das articulações. (a) Diagramas. (b) Radiografia frontal da sínfise púbica. Borda opaca intracartilaginosa da sínfise púbica (setas).

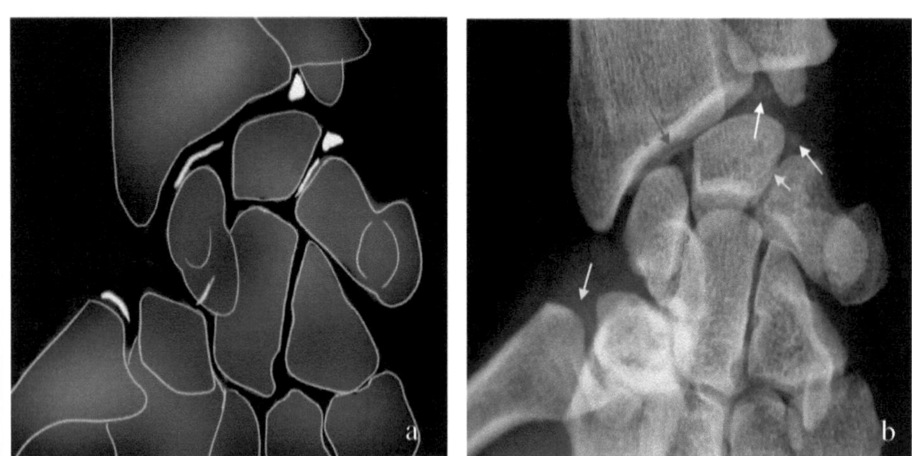

Fig. 54. Condrocalcinose das articulações. (a) Diagramas. (b) Radiografia frontal da mão. Calcificações do ligamento triangular do carpo (seta branca), da cartilagem hialina (setas amarelas) e dos ligamentos escafolunar e lunotriquetral (seta vermelha).

1.1.2. Sinais radiológicos em função da localização das lesões

1.1.2.1.Joelhos

A localização mais comum da condrocalcinose. Os depósitos envolvem geralmente a cartilagem, os meniscos e os tendões dos gémeos [59, 60] (figs. 55, 56, 57, 58). Estas calcificações são ténues, finas e lineares. As lesões destrutivas podem ser observadas na artropatia crónica com a presença de :

- abrasão da cartilagem patelar (fig. 59) ;
- aparência de geodos de osso subcondral (fig. 60) ;
- entalhes na superfície anterior das metáfises femorais na região supratelar (figs. 59, 61);
- alteração dos planaltos e côndilos tibiais, com possível desalinhamento (fig. 62);
- erosões supratrocleares ;
- imagens pseudoartríticas com pinçamento total do espaço articular e uma fina camada de osteosclerose subcondral em ambos os lados da articulação, dando uma imagem semelhante a um carril (fig. 63).

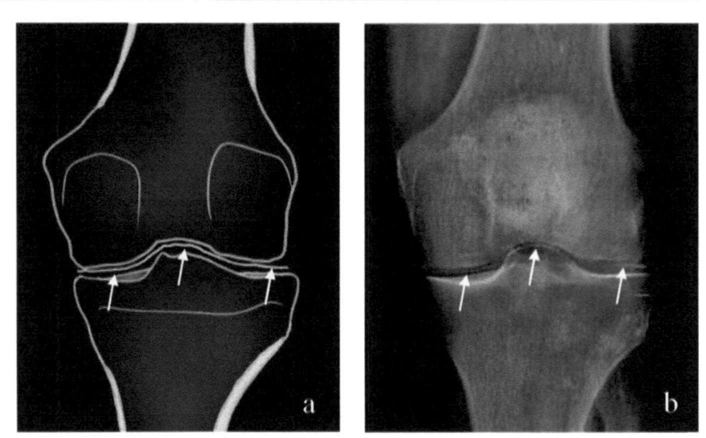

Fig. 55. Condrocalcinose das articulações. (a) Diagramas. (b) Radiografia frontal do joelho. Calcificações da cartilagem hialina (setas).

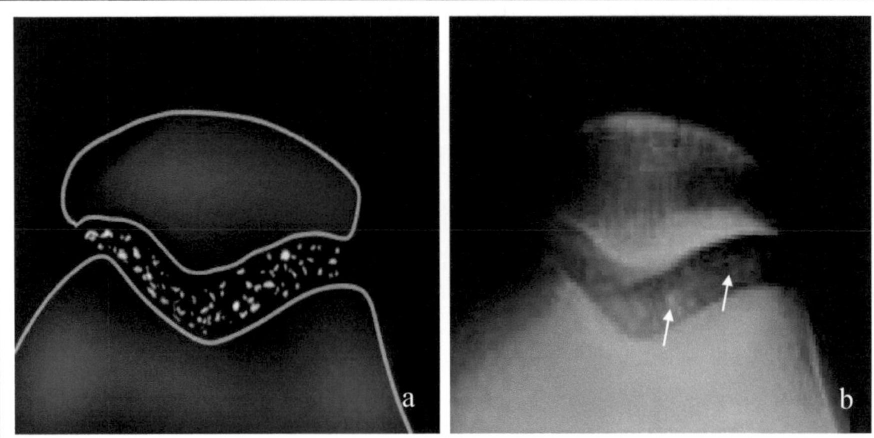

Fig. 56. Condrocalcinose das articulações. (a) Diagramas. (b) Radiografia do sulco patelofemoral. Calcificações granulares da cartilagem patelofemoral (setas) [61].

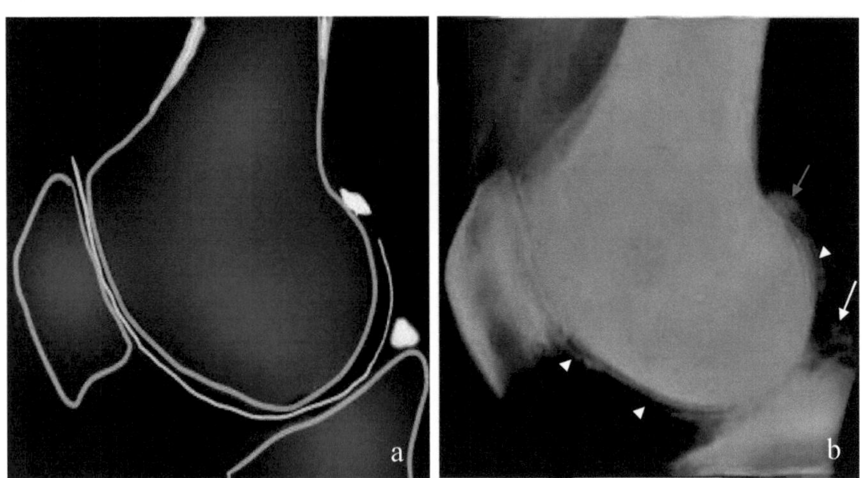

Fig. 57. Condrocalcinose das articulações. (a) Diagramas. (b) Radiografia de perfil do joelho. Calcificação da cartilagem hialina (pontas de setas), calcificação do menisco (seta branca) e calcificação dos tendões do gastrocnémio (seta vermelha).

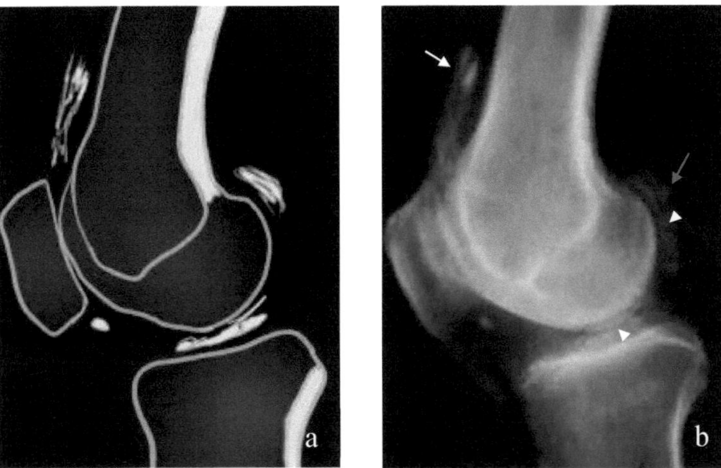

Fig. 58. Condrocalcinose das articulações. (a) Diagramas. (b) Radiografia de perfil do joelho. Calcificações da cartilagem hialina (cabeças de setas), calcificações dos tendões do quadricípete (seta branca) e calcificações dos tendões do gastrocnémio (seta vermelha).

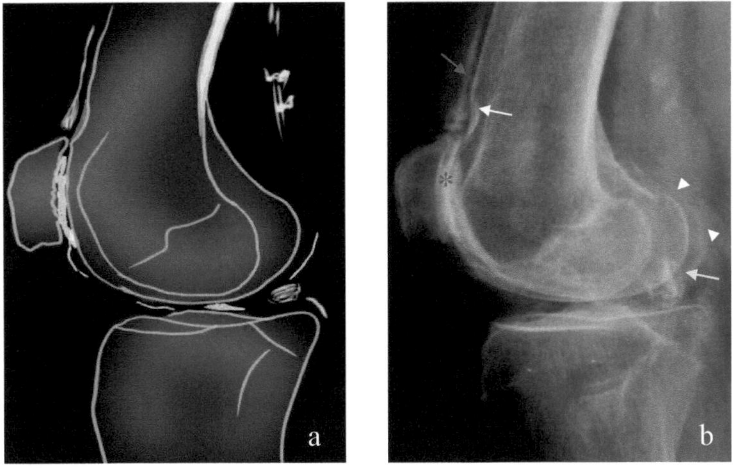

Fig. 59. Condrocalcinose das articulações. (a) Diagramas. (b) Radiografia de perfil do joelho. Artropatia patelo-femoral (asterisco) com erosão supratroclear do fémur (seta branca), calcificação da cartilagem hialina (pontas de setas), calcificação meniscal (seta amarela) e calcificação dos tendões do quadricípite (seta vermelha).

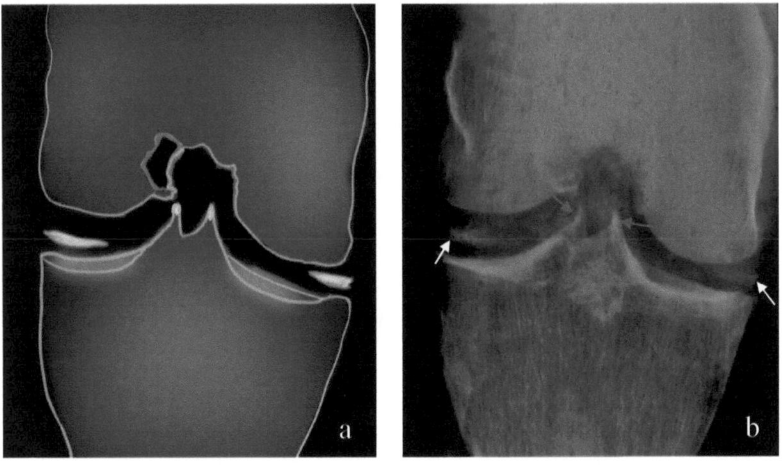

Fig. 60. Condrocalcinose das articulações. (a) Diagramas. (b) Radiografia frontal do joelho. Geodos subcondrais (asterisco), em frente aos osteófitos centrais da incisura intercondilar (seta vermelha), calcificação meniscal (setas brancas).

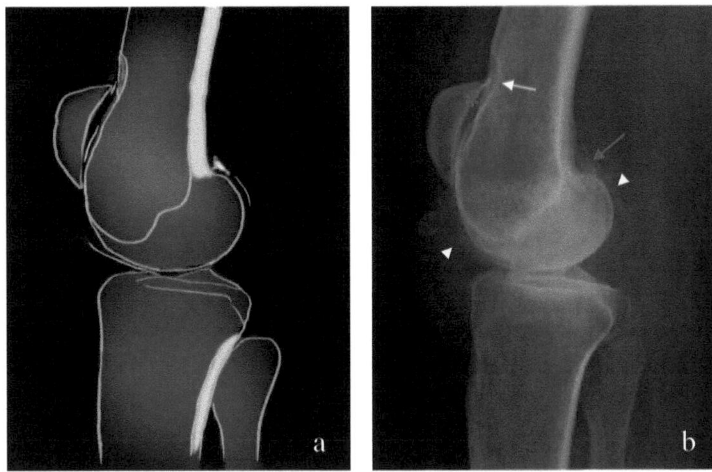

Fig. 61. Condrocalcinose das articulações. (a) Diagramas. (b) Radiografia de perfil do joelho. Artropatia patelo-femoral (asterisco) com erosão supratroclear do fémur (seta branca), calcificações da cartilagem hialina (pontas de setas) e calcificações dos tendões do gastrocnémio (seta vermelha).

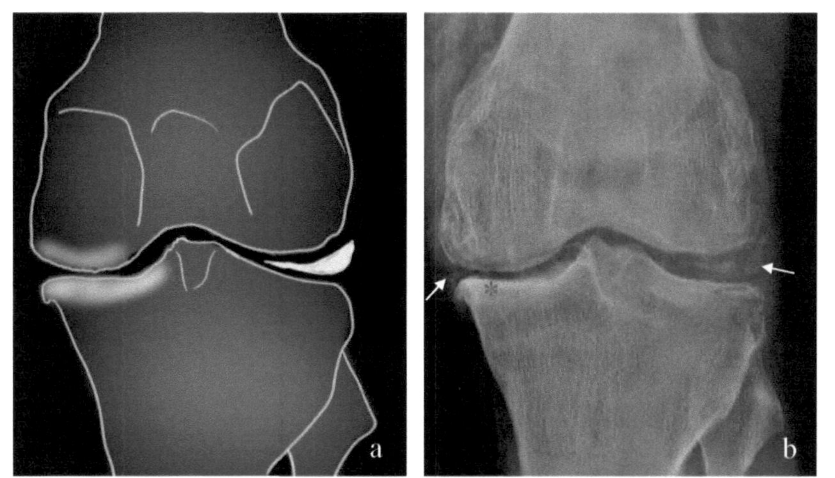

Fig. 62. Condrocalcinose das articulações. (a) Diagramas. (b) Radiografia do joelho da frente. Alteração dos planaltos tibiais com desalinhamento (asterisco). Calcificações meniscais (setas brancas).

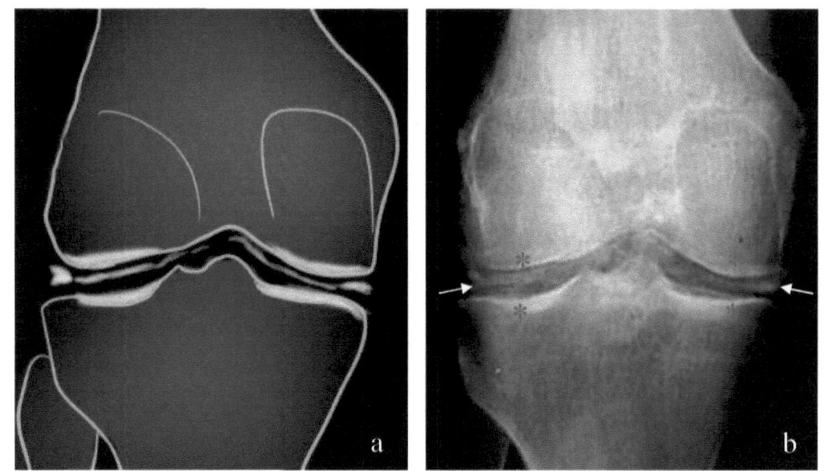

Fig. 63. Condrocalcinose das articulações. (a) Diagramas. (b) Radiografia frontal do joelho. Calcificações meniscais, calcificações da cartilagem hialina (setas) e lâminas finas de osteosclerose subcondral em ambos os lados da articulação (asteriscos), dando a imagem do carril.

1.1.2.2.Mãos e pulsos

O envolvimento envolve frequentemente o espaço lunipiramidal e o ligamento triangular do carpo. Existem :

- calcificação da cartilagem dos ossos do carpo (fig. 54, 64);
- calcificações do ligamento triangular do carpo (fig. 54, 64);
- calcificações dos tendões periarticulares, frequentemente nas articulações metacarpofalângicas (fig. 65).

Nas formas crónicas, observam-se lesões destrutivas:

- entalhes nos ossos do carpo;
- osteólise que imita a artrite;
- erosões da extremidade inferior do raio;
- artropatia pseudoartrítica da articulação do trapézio, metacarpo ou carpo, envolvendo frequentemente a articulação radioscafoide [62] ;
- emeemeO envolvimento isolado da articulação escafotrapezial e das articulações metacarpofalângicas dos 2 e 3 dedos é específico da doença (fig. 66).

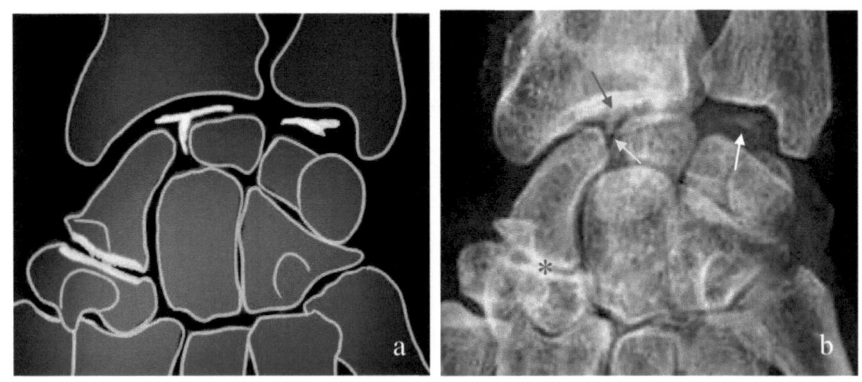

Fig. 64. Condrocalcinose das articulações. (a) Diagramas. (b) Radiografia frontal da mão. Calcificações do ligamento triangular do carpo (seta branca), da cartilagem hialina (setas amarelas) e dos ligamentos escafolunar e lunotriquetral (setas vermelhas). Osteoartrose escafotrapezial (asterisco).

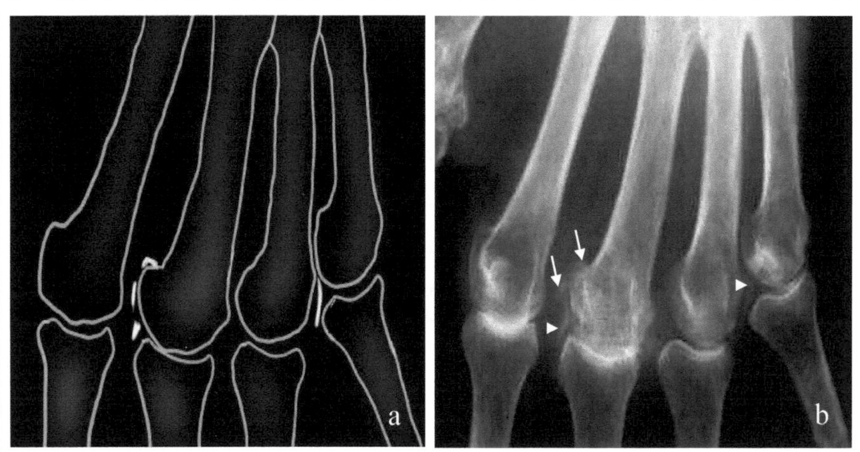

Fig. 65. Condrocalcinose das articulações. (a) Diagramas. (b) Radiografia frontal dos dedos. Calcificações tendinosas na terceira articulação metacarpofalângica (setas) e cartilagem hialina (pontas de setas).

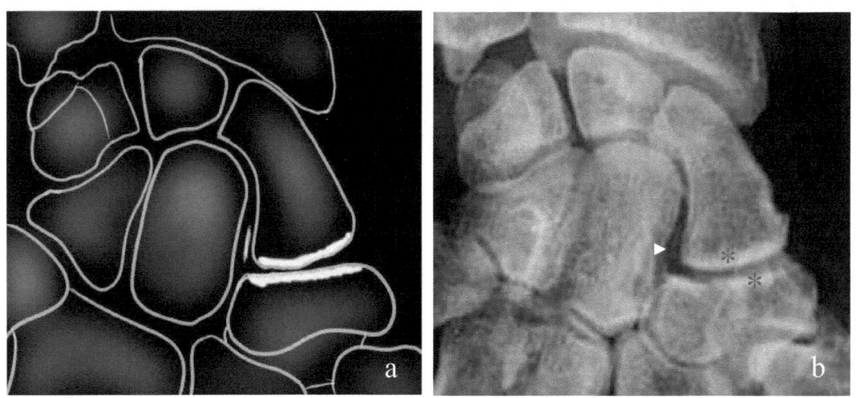

Fig. 66. Condrocalcinose das articulações. (a) Diagramas. (b) Radiografia frontal da mão. Artropatia escafotrapezial com osteocondensação subcondral numa faixa que mostra a gravidade da artropatia, apesar de o pinçamento articular não ser aparente nesta vista da mão (asteriscos). Calcificações da cartilagem hialina (cabeça de seta).

1.1.2.3.Bacia

O envolvimento encontra-se principalmente na sínfise púbica e na articulação coxofemoral e raramente na articulação sacroilíaca.

As radiografias normais mostram calcificações:

- fibrocartilagem da sínfise púbica (fig. 53);

- incrustação de cartilagem ;

- protuberâncias acetabulares e ligamentos redondos (fig. 67);

- tendões periarticulares (fig. 68);

- articulações sacro-ilíacas;

Podem ser observadas lesões destrutivas na sínfise (fig. 69) e nas articulações coxofemorais.

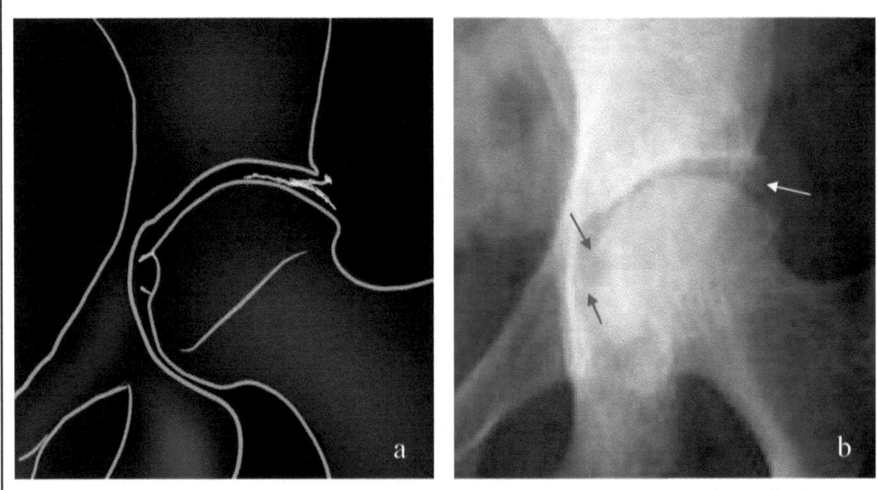

Fig. 67. Condrocalcinose das articulações. (a) Diagramas. (b) Radiografia frontal da articulação da anca. Calcificações das bandas acetabulares (seta branca) e dos ligamentos redondos (setas vermelhas).

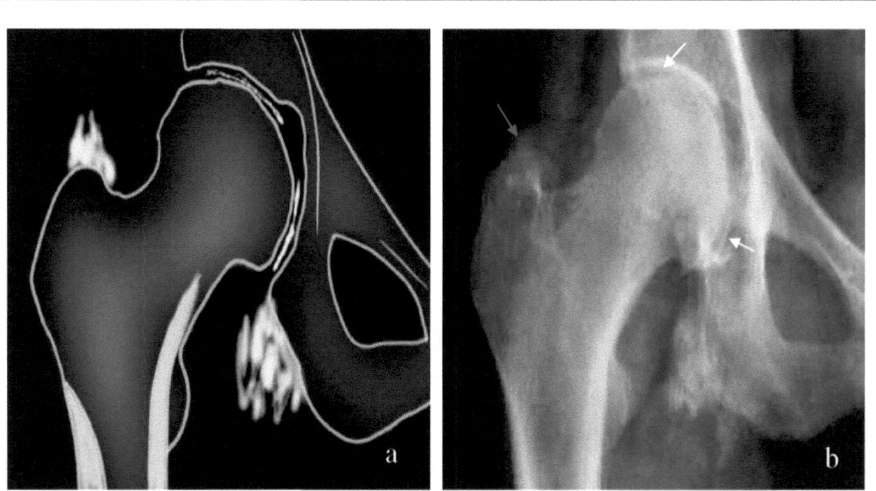

Fig. 68. Condrocalcinose das articulações. (a) Diagramas. (b) Radiografia frontal da articulação da anca. Borda calcificada do espaço articular da anca (setas brancas). Calcificações musculotendinosas (setas vermelhas).

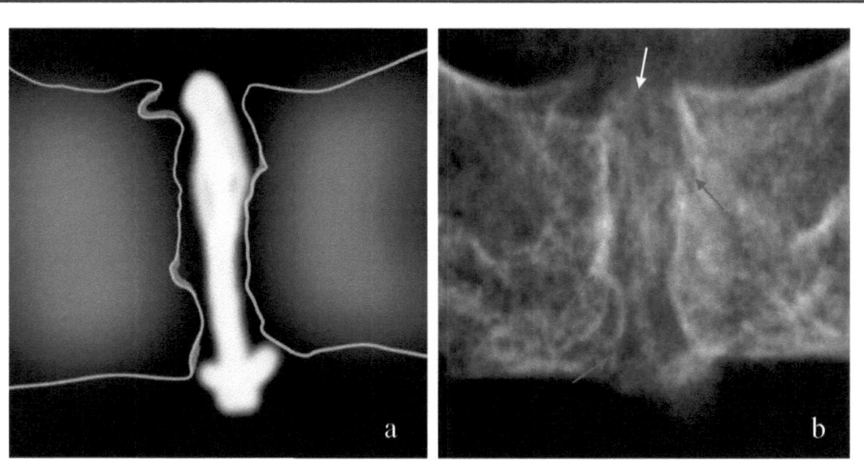

Fig. 69. Condrocalcinose das articulações. (a) Diagramas. (b) Radiografia frontal da sínfise púbica. Borda opaca intracartilaginosa da sínfise púbica (setas brancas). Erosões subcondrais (setas vermelhas).

1.1.2.4.Cotovelo

As radiografias padrão mostram calcificações capsulossinoviais ou tendinosas, frequentemente do tríceps (fig. 70).

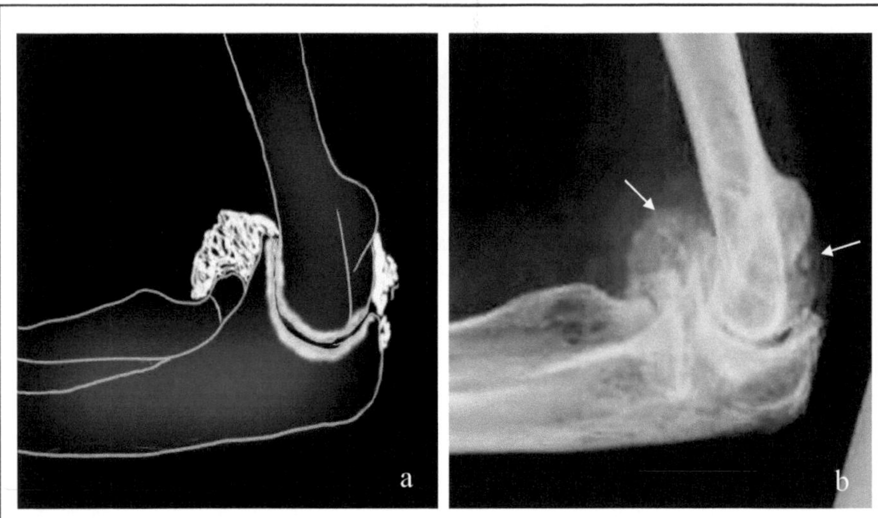

Fig. 70. Condrocalcinose das articulações. (a) Diagramas. (b) Radiografia de perfil do cotovelo. Artropatia do cotovelo com calcificações capsulo-sinoviais (setas) [61].

1.1.2.5.Ombro

As calcificações localizam-se principalmente na cartilagem das cabeças umerais (fig. 71), particularmente na região superomedial e ao nível das articulações acromioclaviculares. As calcificações do bojo da glenoide, as calcificações tendinosas do supra-espinhoso, do bicípite longo e do subescapular são melhor visualizadas na TC.

Nas formas crónicas, podem ser observadas erosões das cabeças umerais e das superfícies articulares na radiografia normal [63].

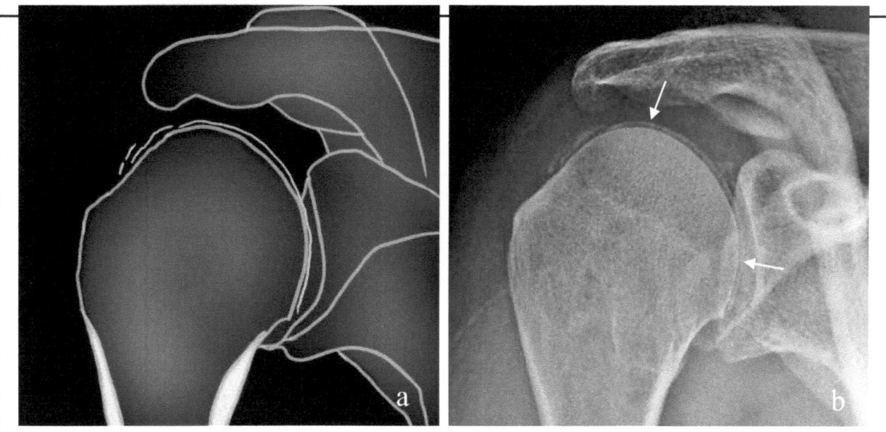

Fig. 71. Condrocalcinose das articulações. (a) Diagramas. (b) Radiografia frontal do ombro. Calcificações da cartilagem hialina (setas).

1.1.2.6.Coluna vertebral

Todos os andares podem ser afectados, bem como a articulação cérvico-occipital. O envolvimento predomina na região dorsolombar:

- calcificação do anel fibroso dos discos intervertebrais (fig. 72, 73) ;
- depósitos de cálcio nas placas vertebrais, ligamentos transversais e ligamento amarelo (figs. 72, 73).

Nas formas crónicas, observam-se lesões destrutivas que dão um aspeto pseudoartrósico com pinçamento do disco e esclerose irregular das placas vertebrais (Fig. 74).

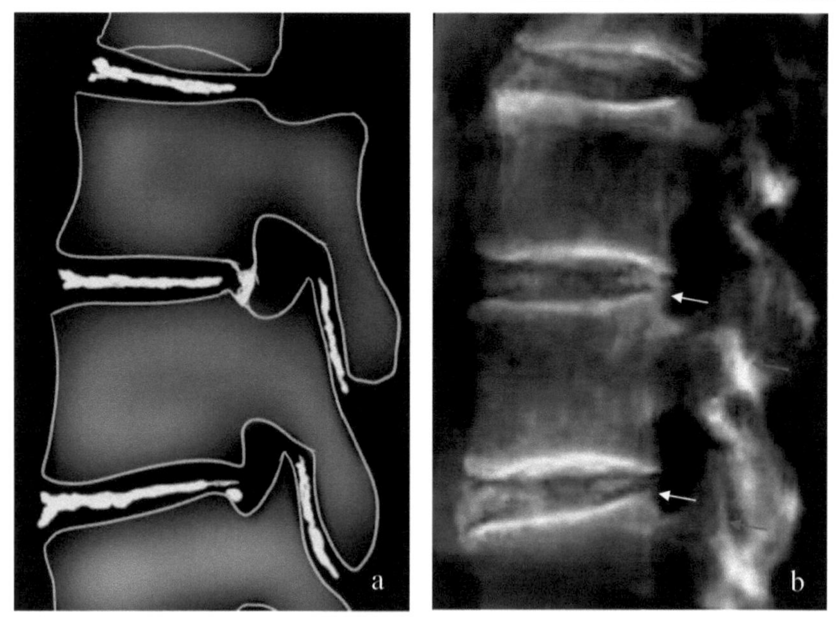

Fig. 72. Condrocalcinose (a) Diagramas. (b) Radiografia da coluna lombar em perfil. Calcificação do anel fibroso dos discos intervertebrais (asteriscos) e dos ligamentos amarelos (setas brancas). Artropatia inter-hipofisária posterior associada a calcificação dos espaços articulares inter-hipofisários posteriores (setas vermelhas).

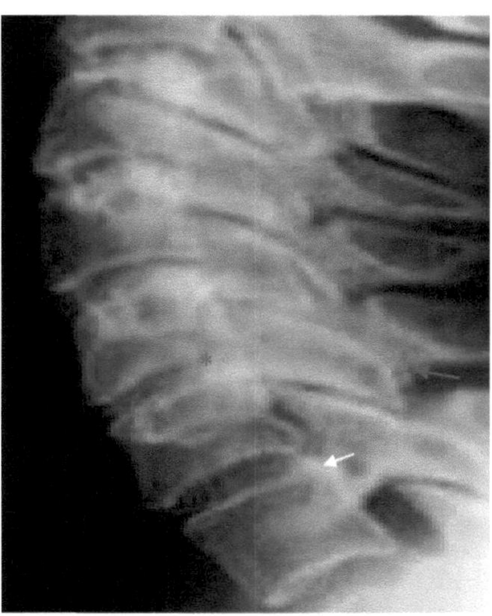

Fig. 73. Condrocalcinose. Radiografia da coluna cervical em perfil. Calcificação do ânulo fibroso dos discos intervertebrais (asteriscos), dos ligamentos amarelos (seta branca) e dos espaços articulares interapofisários posteriores (setas vermelhas).

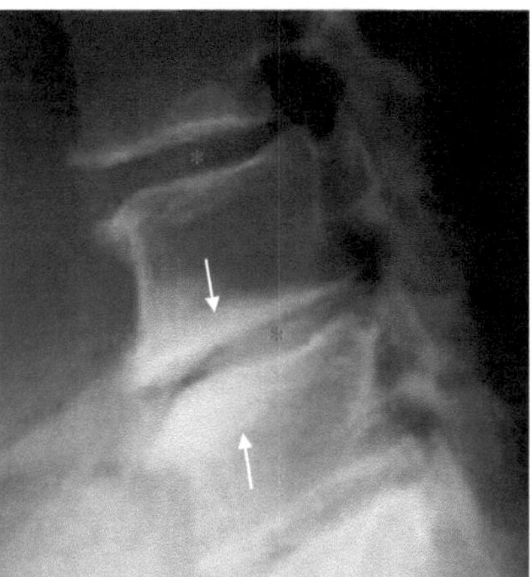

Fig. 74. Condrocalcinose. Radiografia da coluna lombar em perfil. Aspeto pseudoartrósico com pinçamento discal e esclerose irregular das placas terminais vertebrais (setas). Calcificação do anel fibroso dos discos intervertebrais (asteriscos) [64].

1.2. Ultrassom

A ecografia procura identificar depósitos de cálcio na cartilagem, fibrocartilagem e tendões, bem como no líquido sinovial.

1.2.1. Calcificações da cartilagem, da fibrocartilagem e dos tendões

Estas calcificações aparecem como uma linha hiperecogénica paralela à superfície da cartilagem e ao córtex ósseo, sem efeito acústico posterior devido à sua baixa densidade [65, 66]. (fig. 75). Os locais mais frequentemente afectados e acessíveis à ecografia são, no caso dos depósitos cartilagíneos, os côndilos femorais e as cabeças dos metacarpos, e no caso dos depósitos fibrocartilagíneos, o ligamento triangular do carpo e os meniscos medial e lateral dos joelhos (fig. 76). Em alguns casos, podem também ser encontrados depósitos hiperecogénicos no interior de tendões, como o tendão de Aquiles ou as bursas.

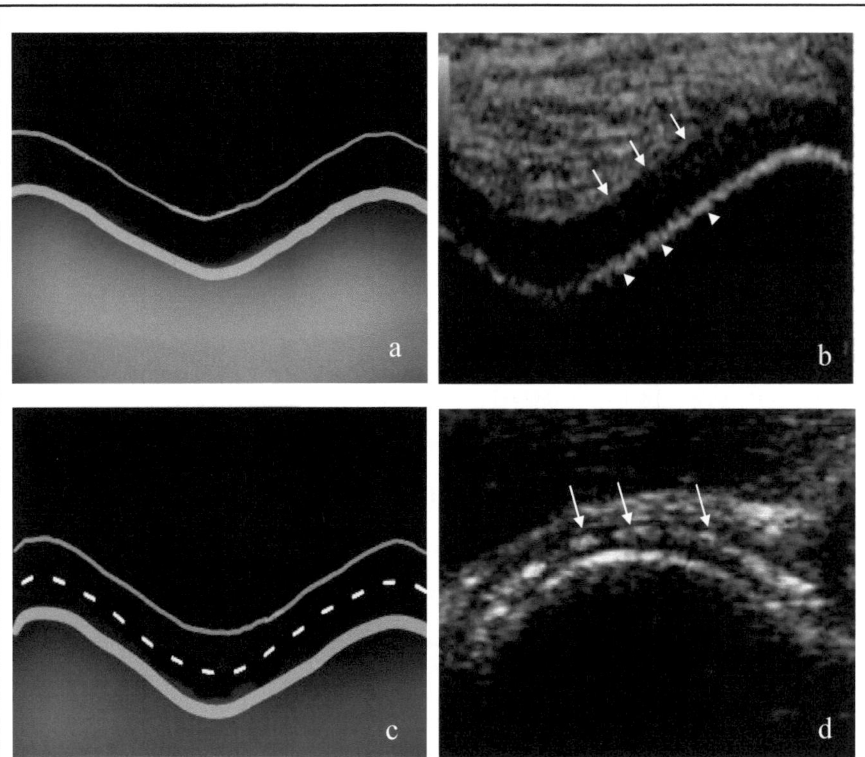

Fig. 75. Condrocalcinose articular. (a+c) Diagramas. (b+d) Secções ultra-sonográficas. (a+b). Superfície de cartilagem anecóica normal (setas), osso cortical (pontas de seta). (c+d) Banda hiperecogénica descontínua intra-cartilagínea paralela à superfície da cartilagem (setas).

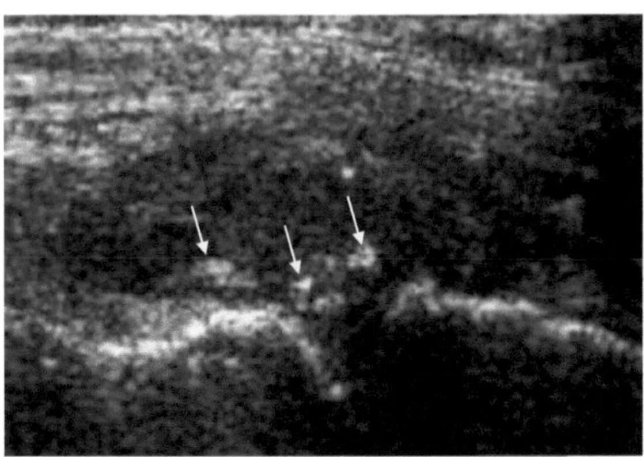

Fig. 76. Condrocalcinose. Secção longitudinal de ultrassom Calcificações meniscais (setas) [45].

1.2.2. Calcificações hiperecóicas no líquido sinovial

Aparecem como manchas hiperecóicas flutuantes nas articulações, com contornos arredondados e limites claros [65, 66]. Os locais mais frequentemente afectados e acessíveis por ecografia são os recessos quadricipitais e os quistos poplíteos (fig.77).

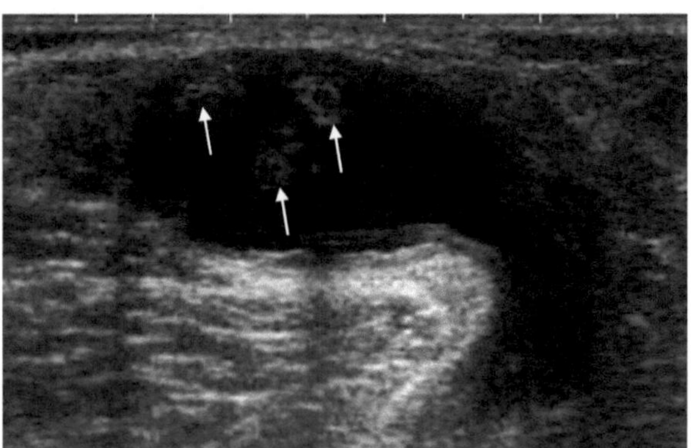

Fig. 77. Condrocalcinose. Secção longitudinal de ultrassom. O quisto poplíteo apresenta imagens hiperecogénicas (setas) [67].

Reumatismo apático

O reumatismo apático está relacionado com depósitos de microcristais de apatite, que podem ser secundários a um aumento do produto fosfocálcico em casos de insuficiência renal terminal ou de intoxicação por vitamina D, mas muitas vezes não é encontrada qualquer anomalia biológica. Os microcristais depositam-se principalmente nos tendões e nas bursas periarticulares. O local mais comum é o tendão supra-espinhoso, onde a calcificação turva pode ser observada em 2 a 3% dos adultos [68]. A idade de descoberta situa-se frequentemente entre os 40 e os 60 anos nas mulheres, mas pode ocorrer em qualquer idade [69]. As calcificações periarticulares são frequentemente monoarticulares, mas podem ser poliarticulares. As calcificações tendinosas são geralmente assintomáticas. No entanto, podem manifestar-se como dor aguda, particularmente no ombro ("ombro hiperalgésico") devido à migração das calcificações para a bursa deltoide subacromial, causando um início súbito, impotência funcional total, febre, etc. [70]. São possíveis outros locais hiperalgésicos, como as pequenas articulações das mãos e dos pés, os discos intervertebrais e os músculos longos do pescoço. A dor pode tornar-se crónica. Foram observados sinais de artrite aguda, com cristais de apatite difíceis de detetar devido ao seu pequeno tamanho. Em certas artropatias destrutivas do ombro, conhecidas como "ombro de Milwaukee", pensa-se que os microcristais de apatite são a causa [71].

1. Imagiologia

1.1. Radiografia padrão

A radiologia convencional é o exame de eleição para o diagnóstico, embora alguns casos só sejam acessíveis por TAC.

As calcificações visíveis são tipicamente densas, sem estrutura, arredondadas, homogéneas, com dimensões que variam entre alguns milímetros e 1,5 cm em média, e em locais sugestivos: o tendão supra-espinhoso, a região para-adiolateral e a região para-trocantérica, etc. (figs. 78, 79, 80). As calcificações tornam-se radiologicamente menos densas durante um ataque agudo, assumindo um aspeto turvo antes de desaparecerem completamente devido à liquefação do material calcificado [72].

As calcificações dos tendões podem migrar para uma bursa. No entanto, são possíveis alterações no tamanho e na forma, ou mesmo o desaparecimento das calcificações (fig. 81). Ocasionalmente, as calcificações são encontradas à distância da articulação, por exemplo, na região paradiafisária ao longo do úmero ou do fémur, e podem criar erosões corticais. Foram descritas localizações invulgares na região sub-occipital e latero-odontoideia, como a agora clássica imagem do "dente coroado" [73].

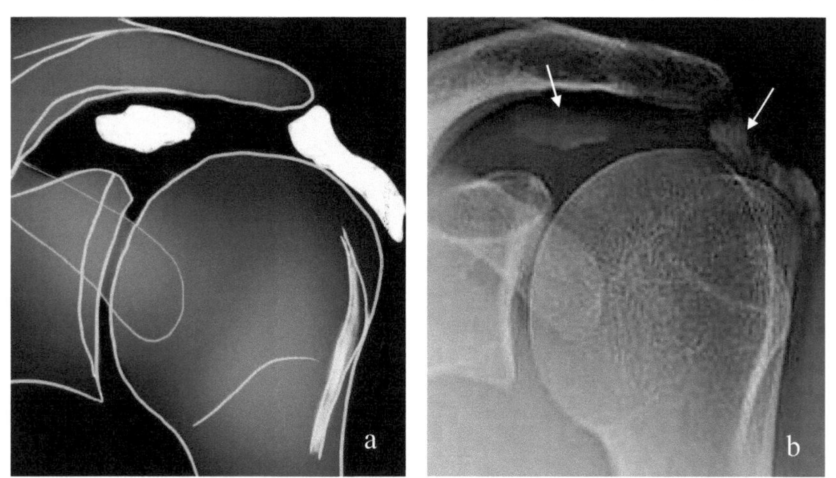

Fig. 78. Reumatismo apático (a) Diagramas. (b) Radiografia frontal do ombro. Calcificações densas, sem estrutura, homogéneas e de tamanho variável no tendão supra-espinhoso (setas) [74].

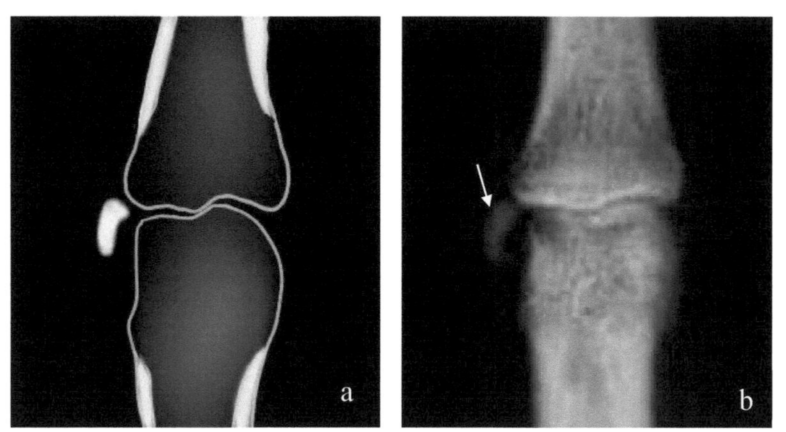

Fig. 79. Reumatismo apático (a) Diagramas. (b) Radiografia frontal do dedo. Calcificação densa e homogénea do tendão para-articular (seta) [74].

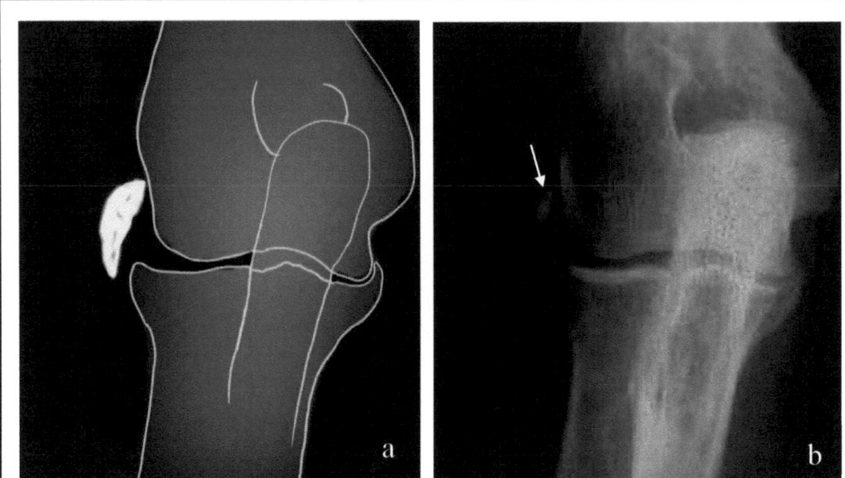

Fig. 80. Reumatismo apático (a) Diagramas. (b) Radiografia frontal do cotovelo. Calcificação do tendão para-articular (seta) [74].

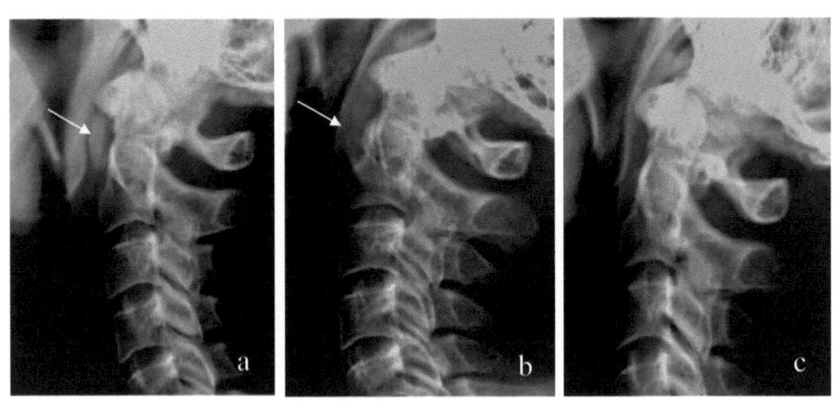

Fig. 81. Reumatismo apático. Radiografia da coluna vertebral em perfil. (a) Radiografia ao 3º dia. (b) Radiografia ao 15º dia. (c) Radiografia após 3 meses. Desaparecimento da calcificação tendinosa no músculo longo do pescoço (setas) [74].

1.2. Ultrassom

Os avanços técnicos da ultrassonografia, em particular a alta resolução espacial e a natureza hiperecóica dos microcristais de apatite, tornaram este exame muito interessante para fins de diagnóstico [75] (fig. 82). A ecografia permite localizar com precisão a calcificação e fornece informações sobre a sua consistência (mole ou dura), que podem ser utilizadas para o tratamento terapêutico por punção e aspiração [76]. As erosões ósseas na inserção do tendão podem ser observadas se o osso for superficial e acessível [77] (fig. 83).

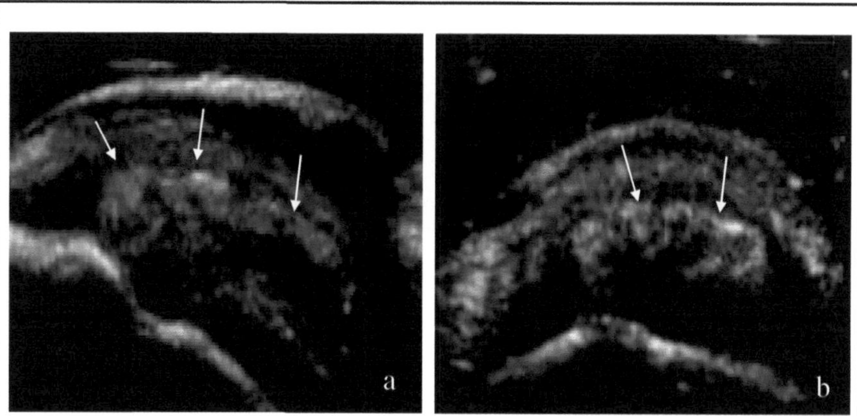

Fig. 82. Reumatismo apático. Cortes ultra-sonográficos do ombro: (a) corte frontal. (b) Secção sagital. Calcificações tendinosas hiperecogénicas (setas) [74].

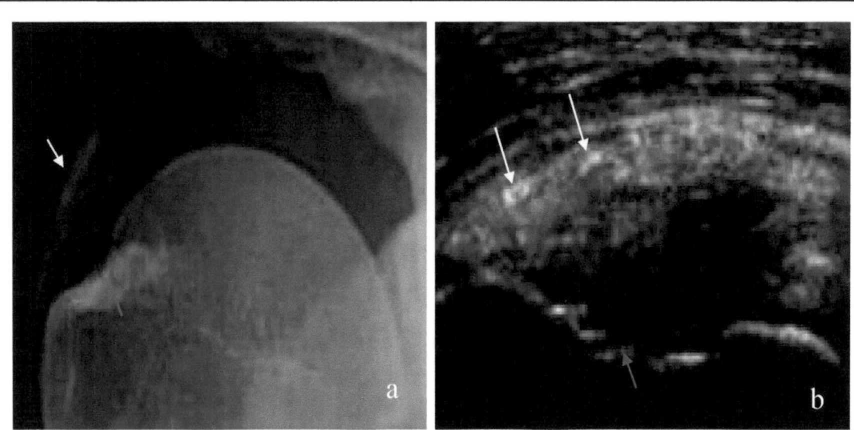

Fig. 83. Reumatismo apático. (a) Radiografia normal do ombro. (b) Secção de ultra-sons do ombro. Calcificações dos tendões (setas brancas) com erosão óssea adjacente (setas vermelhas) [74].

1.3. Scanner

É o exame de eleição para localizações invulgares de tendinopatia calcificada (fig. 84). Nos casos em que as calcificações desapareceram na radiografia, a tomografia computorizada pode revelar uma linha fina de calcificação. Este exame também é indicado em casos de topografia invulgar ou de sinais clínicos ou laboratoriais de inflamação particularmente acentuados. Continua a ser a forma mais eficaz de diagnosticar as calcificações periarticulares e intra-articulares.

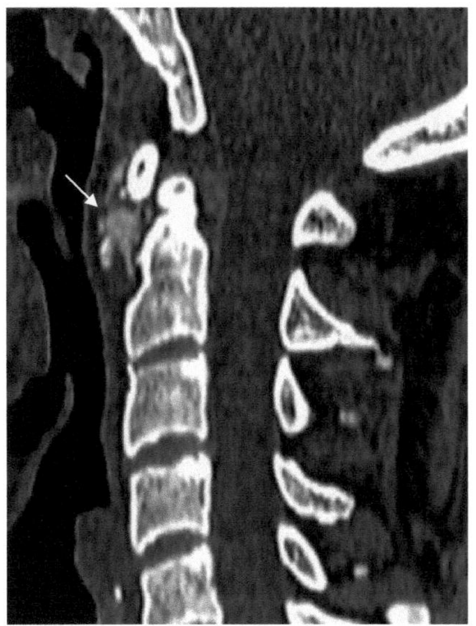

Fig. 84. Reumatismo apático. Tomografia computorizada em reconstrução sagital. Calcificação do tendão do músculo longo do pescoço (seta).

Referências

1. Richette P, Bardin T. Gout. Lancet 2010;375:318-28.

2. Dalbeth N, So A. Hyperuricemia and gout: state of the art and future perspectives. Ann Rheum Dis 2010;69:1737-43.

3. Neogi T. Gout. N Engl J Med 2011;364:443-52.

4. Ea HK. Da hiperuric√©mia √† à gota: fisiopatologia. Rev Rhum 2011;78(Suppl. 3):S103-8.

5. Wortmann RL. Gota e hiperuricemia. In: Kelley's textbook of Rheumatology. Filadélfia: Saunders Elsevier; 2009. p. 1481-506.

6. McLean L, Becker MA. Etiology and pathogeny of gout (Etiologia e patogénese da gota). Em: Hochberg MA, Silman AJ, Smolen JS, Weinblatt ME, Weisman MH, editores. Rheumatology. Londres: Elsevier; 2011. p. 1841-57.

7. Yu TF. Algumas caraterísticas invulgares da artrite gotosa em mulheres. Semin Arthritis Rheum 1977; 6: 247.

8. Yu TF. Diversidade de caraterísticas clínicas na artrite gotosa. Semin Arthritis Rheum 1984; 13: 360-368.

9. Neogi T, Jansen TLTA, Dalbeth N, et al. Critérios de classificação da gota de 2015: uma iniciativa de colaboração entre o Colégio Americano de Reumatologia e a Liga Europeia contra o Reumatismo. Am Rheum Dis, 2015;74:1789-1798.

10. Fernandes EA, Bergamaschi SB, Rodrigues TC, Dias GC, Malmann R, Ramos GM, et al. Aspectos relevantes da imagem no diagnóstico e manejo da gota. Revista brasileira de reumatologia. 2016.

11. Egan R, Sartoris D, Resnick D. Radiographic features ofgout in the foot. J Foot Surg 1987; 26: 434-439.

12. Rettenbacher T, Ennemoser S, Weirich H, Ulmer H, Hartig F, Klotz W, et al. Diagnóstico por imagem da gota: comparação entre US de alta resolução e radiografia convencional. Eur Radiol. 2008;18(3):621-30.

13. Cornelius R, Schneider H. Goutyarthritis in the adult. Radiol Clin North Am 1988; 26: 1267-1276.

14. Cortet B, Duquesnoy B, Amoura I, Bourgeois P, Delcambre B.Goutwith ankylosis. RevRhum(engl ed)1994;61: 44-47.

15. Cotten A. Imagiologia da patologia os√©oarticular. Práticas de s√©miologia. In: Cotten A √©d. La goutte. Paris: Masson, 1998: 24-26.

16. Martel W. A margem saliente do osso: uma manifestação roentgenológica da gota. Radiologia 1968; 91: 755-756.

17. Resnick D, Niwayama G. Diagnóstico de doenças ósseas e articulares. In: Resnick D ed. Gouty arthritis. Filadélfia: WB Saunders, 1995: 1511-1555.

18. Wright JT. Unusual manifestations of gout. Australas Radiol 1966; 10: 365.

19. Teh J, McQueen F, Eshed I, Imagem Avançada no Diagnóstico de Gota e Outras Artropatias de Cristal. Semin Musculoskelet Radiol. 2018;22:225-236.

20. Cotten A, Boutry N, Demondion X, Delfaut E, Paul C, Chastanet P e Flipo RM. Gout. Encycl M√©d Chir, Radiodiagnóstico - Neurorradiologia - Aparelho Locomotor, 31-315-A-10, 2001, 10 p.

21. Cotton A, Pascart T e Corte B. Afecções microcristalinas. Chave de medicina Motor de pesquisa de medicina mais rápido.

22. Gelberman RH, Doty DH, Hamer ML. Gota topácea envolvendo a articulação interfalângica proximal. Clin Orthop, 1980; 147: 225-229.

23. Chiu KY, Leung F, Chow SP. Destruição patelar grave por gota tofácea crónica infetada. J Orthop Rheumatol, 1992; 5: 113.

24. Walot I, Staple TW. Relato de caso 539. Skeletal Radiol, 1989; 18: 233.

25. Aaron SL, Miller JD, Percy JS. Gota topácea na coluna cervical. J Rheumatol, 1984; 11: 862-865.

26. Arnold MH, Brooks PM, Savvas P, Ruff S. Gota topácea do esqueleto axial. Aust NZ J Med, 1988; 18: 865-867.

27. Clerc D, Marfeuille M, Labous E, Desmoulins F, Quillard J, Bisson M. Spinal tophaceous gout. Clin Exp Rheumatol, 1998; 16: 621.

28. Fenton P, Young S, Prutis K. Gout of the spine: two case reports and a review of the literature. J Bone Joint Surg Am, 1995; 77: 767-771.

29. Miller LJ, Pruett SW, Losada R, Fruauff A, Sagerman P. Gota topácea da coluna lombar: achados de RM. J Comput Assist Tomogr, 1996; 20: 1004-1005.

30. Staub-Schmidt T, Chaouat A, Rey D, Bloch JG, Christmann D. Envolvimento da coluna vertebral na gota. Arthritis Rheum, 1995; 38: 139-141.

31. Vervaeck M, De Keyser J, Pauwels P, Frecourt N, D'Haens J, Ebinger G. Paraparesia hipotónica súbita causada por gota tofácea da coluna lombar. Clin Neurol Neurosurg, 1991; 93: 233-236.

32. Ottaviani S, Bardin T e Richette P: Utilidade da ultrassonografia para a gota. Joint Bone Spine 2012, 79:441-5.

33. Perez-Ruiz F, Dalbeth N, Urresola A, et al: Gota. Imagiologia da gota: achados e utilidade. Arthritis Res Ther 2009, 11:232.

34. Filippucci E, Scire CA, Delle Sedie A, et al: Imagens de ultrassom para o reumatologista. XXV. Avaliação ecográfica do joelho em doentes com gota e doença de deposição de pirofosfato de cálcio. Clin Exp Rheumatol 2010, 28:2-5.

35. Wakefield RJ, Balint PV, Szkudlarek M, et al; OMERACT 7 Special Interest Group.Musculoskeletal ultrasound including definitions for ultrasonographic pathology. J Rheumatol, 2005;32(12):2485-2487.

36.Rettenbacher T, Ennemoser S, Weirich H, et al: Diagnóstico por imagem da gota: comparação entre a US de alta resolução e a radiografia convencional. Eur Radiol 2008, 18:621-30.

37.Ottaviani S, Bardin T e Richette P. Int√©r√™t de √©chography in gout. Revue du Rhumatisme, 2012, 79(4), 301-305.

38.Ottaviani S, Allard A, Bardin T, et al: Achados ultra-sonográficos na gota precoce. Clin Exp Rheumatol 2011, 29:816-21.

39.Ottaviani S, Richette P, Allard A, et al: Ultrassonografia na gota: um estudo de caso-controlo. Clin Exp Rheumatol 2012, 30:499-504.

40.Terslev L, Gutierrez M, Christensen R, et al; Grupo de Trabalho da Gota dos EUA da OMERACT. Avaliação de lesões elementares na gota por ultrassom: resultados de um exercício de concordância e confiabilidade baseado em pacientes OMERACT. J Rheumatol 2015;42(11):2149-2154.

41.Gutierrez M, Schmidt WA, Thiele RG, et al; Grupo de Trabalho OMERACT Ultrasound Gout. Consenso Internacional para lesões de ultrassom na gota: resultados do processo Delphi e exercício de confiabilidade da web. Rheumatology (Oxford) 2015;54(10):1797-1805.

42.Min, H. K., Cho, H., & Park, H. Estudo-piloto: Os doentes com hiperuricemia assintomática, obesidade e doença hepática gorda não alcoólica apresentam um risco acrescido de sinal de duplo contorno. Jornal Coreano de Medicina Interna, 2020, 35(6), 1517-1523.

43.Ottaviani S. Ultrassonografia na gota. Rhum Afr Franc 2020; 3 (1): 1 - 7.

44.Cotten A, Pascart T, Cortet B. Afecções microcristalinas. Imagerie musculosquelettique - Pathologies g√©n√©rales, 2e √©dition 2013, Elsevier Masson SAS.

45.Ottaviani S. √achography in microcrystalline arthropathies. Revue du Rhumatisme Monographies, 2015, 82(4), 181-186.

46.Omoumi P, Becce F, Racine D, Ott JG, Andreisek G, Verdun FR. TC de dupla energia: princípios básicos, abordagens técnicas e aplicações em imagens musculoesqueléticas (Parte 1). Semin Musculoskelet Radiol 2015;19(5):431-7.

47.McQueen FM, Doyle A, Dalbeth N. Imagiologia na gota - o que podemos aprender com a RM, TC, DECT e US? Arthritis Res Therapy 2011;13(6):246.

48.Bongartz T, Glazebrook KN, Kavros SJ, Murthy NS, Merry SP, Franz 3rd WB, et al. TC de dupla energia para o diagnóstico de gota: um estudo de precisão e rendimento diagnóstico. Ann Rheum Dis 2015;74(6):1072-7.

49.Melzer R, Pauli C, Treumann T, Krauss B. Deteção de tophis de gota - uma comparação de TC de dupla energia (DECT) e histologia. Semin Arthritis Rheum 2014;43 (5):662-5.

50.Durcan L, Grainger R, Keen HI, Taylor WJ, Dalbeth N. A imagiologia como potencial medida de resultados em estudos sobre a gota: uma revisão sistemática da literatura. Semin Arthritis Rheum 2016;45(5):570-9.

51.Teh J, McQueen F, Eshed I, Imagem Avançada no Diagnóstico de Gota e Outras Artropatias de Cristal. Semin Musculoskelet Radiol 2018; 22: 225-236.

52.Chowalloor PV, Siew TK, Keen HI. Imagiologia na gota: uma revisão dos desenvolvimentos recentes. Therap Adv Musculoskelet Dis 2014;6(4):131-43.

53.Reginato AJ, Tamesis E, Netter P. Familial and clinical aspects of calcium pyrophosphate deposition disease. Curr Rheumatol Rep 1999; 1: 112-120.

54.Delauche MC, Stehle B, Verret JM, Kahn MF, Cassou B. Frequência da condrocalcinose radiológica após os 80 anos de idade. Um estudo prospetivo. RevRhumMalOstéoartic1977;44: 555-557.

55.Mitrovic D, Stankovic A, Morin J, Borda-Iriarte O, Uzan M, Quintero M et al. Anatomical frequency of meniscochondrocalcinosis of the knee. Rev Rhum Mal Ostéoartic 1982; 49: 495-499.

56. Wilkins E, Dieppe P, Maddison P, Evinson G. Osteoarthritis and articular chondrocalcinosis in the elderly. Ann Rheum Dis 1983; 42: 280-284.

57. Menkes CJ, Simon F, Choukari L, Ecoffet M, Amor B, Delbarre F. As artropatias destrutivas da condrocalcinose. Rev Rhum Mal Ostéoartic 1973; 40: 115-123.

58. Villiaumey J, Larget-Piet B, Di Menza C, Rotterdam M. Caraterísticas sintomáticas e evolutivas da destruição articular na condrocalcinose. Rev Rhum Mal Ostéoartic 1975; 42: 263-273.

59. Foldes K, Lenchik L, Jaovisidha S, Clopton P, Sartoris DJ, Resnick D. Association of gastrocnemius tendon calcification with chondrocalcinosis of the knee. Skeletal Radiol 1996; 25: 621-624.

60. Yang BY, Sartoris DJ, Resnick D, Clopton P. Doença de deposição de cristais de pirofosfato de cálcio di-hidratado: frequência de calcificação dos tendões à volta do joelho. J Rheumatol 1996 ; 23 : 883-888.

61. Deries B, Delfaut E, Cortet B, Boutry N, Paul C e Cotten A. Artropatias com microcristais (exceto cristais de ureia e de hidroxiapatite de cálcio). Encycl Méd Chir, Radiodiagnostic - Neuroradiologie-Appareil locomoteur, 31-316-A-10, 2002, 13 p.

62. Donich AS, Lektrakul N, Liu CC, Theodorou DJ, Kakitsubata Y, Resnick D. Doença de deposição de cristais de pirofosfato de cálcio di-hidratado do pulso: anomalia da articulação trapezioscafoide. J Rheumatol 2000; 27: 2628-2634.

63. Resnick D, Niwayama G. Doença de deposição de cristais de pirofosfato de cálcio di-hidratado (CPPD). In: Resnick D ed. Hemochromatosis and Wilson's disease. Diagnosis of bone and joint disorders. Filadélfia: WB Saunders, 1995: 1556-1614.

64. Benoist M., & Polack Y. Manifestações espinais da condrocalcinose articular. Revue du Rhumatisme, 2007, 74(2), 188-193.

65. FoltzV, Gandjbakhch F, Etchepare F, Rosenberg C, Tanguy ML, Rozenberg S, et al. A ecografia com Doppler de potência, mas não a ressonância magnética de baixo

campo, prevê a recaída e a progressão da doença radiográfica em doentes com artrite reumatoide com baixos níveis de atividade da doença. Arthritis Rheum;64(1):67-76.

66. Scire CA, Montecucco C, Codullo V, Epis O, Todoerti M, Caporali R. Avaliação ultra-sonográfica do envolvimento articular na artrite reumatoide precoce em remissão clínica: o sinal Doppler de potência prevê uma recaída a curto prazo. Rheumatology (Oxford) 2009;48(9):1092-7.

67.Banal F. Semiologia ultra-sonográfica no reumatismo inflamatório e microcristalino. Revue Réflexions rhumatologiques, 2012, 149, tomo 16.

68.Amor B, Cherot A, Delbarre F. Reumatismo de hidroxiapatite (doença de calcificação múltipla dos tendões). I- estudo clínico. Rev Rhum Mal Osteoartic 1977;44:301-8.

69.Halverson PB. Doença de deposição de cristais no ombro (incluindo tendinite calcificada e síndrome do ombro de Milwaukee). Curr Rheumatol Rep 2003;5:244-7.

70.Hamada J, Tamai K, Ono W, Saotome K. Será que a natureza dos cristais de fosfato de cálcio básicos depositados determina a evolução clínica da periartrite calcificada do ombro? J Rheumatol 2006;33:326-32.

71.McCarty DJ, Halverson PB, Carrera GF. "Milwaukee shoulder": associação de microesferas contendo cristais de hidroxiapatite, colagenase ativa e protease neutra com defeitos da coifa dos rotadores. Arthritis Rheum 1981;24:464-73.

72.Fritz P, Bardin T, Laredo JD, Ziza JM, D'Anlejan G, Lansaman J, et al. Tendinite calcificada paradiafisária com erosão do osso cortical. Arthritis Rheum 1994;37:718-23.

73.Alcalay M, Ferrier N, Vandermarcq P, Le Goff P, Le Parc JP, Bontoux D. Síndrome do odontoide coroado. Cerca de 4 casos. In: Gaucher A, Netter P, Pourel J, Régent D, editores. Actualités en physiologie et pharmacologie articulaires. Paris: Masson; 1991. p. 99-106.

74. http://onclepaul.fr/wp-content/uploads/2011/07/localisationsrachidiennes-et-cervicales-du-rhumatisme-à-apatite.pdf.

75. Wiener SN, Seitz Jr WH. Sonografia do ombro em pacientes com lesões da coifa dos rotadores: precisão e valor para a seleção de opções cirúrgicas. AJR Am J Roentgenol 1993;160:103-7.

76. Lecoq B, Levasseur R, Fournier L, Schmutz G, Marcelli C. Padrão atípico de dor aguda grave no ombro: contribuição da ecografia. Joint Bone Spine 2004;71:592-4.

77. Garcia GM, McCord GC, Kumar R. Doença de deposição de cristais de hidroxiapatite. Semin Musculoskelet Radiol 2003;7:187-93.

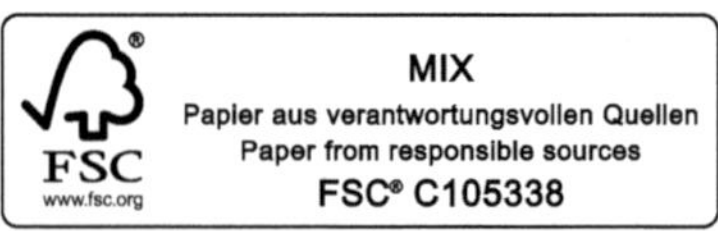

Printed by Books on Demand GmbH, Norderstedt / Germany